·跟路志正教授学医·

侍诊日记

路志正 指导
石瑞舫 著

中国中医药出版社
·北京·

图书在版编目（CIP）数据

侍诊日记：跟路志正教授学医 / 石瑞舫著 . ——

北京：中国中医药出版社，2011.7（2021.7重印）

ISBN 978-7-5132-0508-5

Ⅰ . ①侍… Ⅱ. ①石… Ⅲ . ①中医学：临床医学－经

验－中国－现代 Ⅳ . ① R249.7

中国版本图书馆 CIP 数据核字（2011）第 111886 号

中 国 中 医 药 出 版 社 出 版

北京经济技术开发区科创十三街31号院二区8号楼

邮政编码 100176

传真 010 64405721

廊坊市祥丰印刷有限公司印刷

各地新华书店经销

*

开本 710×1000 1 /16 印张 11 字数 112 千字

2011 年 7 月第 1 版 2021 年 7 月第 3 次印刷

书 号 ISBN 978-7-5132-0508-5

*

定价 39.00 元

网址 www.cptcm.com

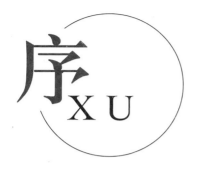

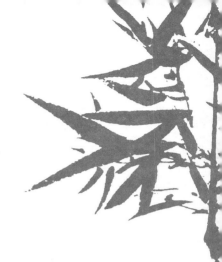

序 XU

　　《侍诊日记》是我的弟子石瑞舫在跟随我的恩师路志正教授学习期间的临床实录，是一种新颖实用的学习方法。其以日记体真实记录每次跟师学习的收获和心得体会，是对恩师学术思想的探讨和临床经验的总结，内容翔实可信，生动活泼，利于吾辈对恩师思想理论体系的发掘研究和整理运用。

　　我的恩师路志正教授，乃首届国医大师之一，为人光明磊落，虚怀若谷，临证博采众长，不拘法门，受八州之水而不满，分润天下贫贱疾厄，实乃精诚大医，同道楷模。新中国成立后，为了中医事业的创建和发展，作出了巨大的贡献。如今年且九旬，犹有壮容，勤于临床，传承育人，诲人不倦，斗志不减当年。每于诊余劳倦之际，还不忘叮嘱弟子们该做之事并指出不足之处。不分路氏门系与否，有教无类，普同一等。恩师是当代脾胃大家，崇尚脾胃学说和温病学说，认为"湿为百病之长"，"北方亦多湿邪为患"。在治疗上主张"持中央、运四旁、怡情志"等原则。临证内、外、妇、儿无不精通，尤以擅长治疗各种慢性疑难重症以及脾胃病闻名，被誉为"杂病圣手"。

　　吾徒乃河北青年中医优秀人才，以灯影鸡鸣之功，补吾之不足，录恩师之临床实际，弘吾师之学术思想，充实中医临床治疗学之内容，是不断完善临床理论的重要组成部分。同时道明了吾徒如何学徒做人、如何读书行医的真实体会。

吾徒有幸跟师临床，以鹏鸿之志，随恩师临床实践，对恩师的诊断学、治疗学、预防学、康复学和养生学都有了点滴载录，参以个人心得感慨。虽不乏有品味同道之作作，咬咀前贤嚼过之馍馍，或许能取其精华，抛砖引玉，请诸家评论，吾师徒三世甚感欣然。

拜尊恩师之嘱，为徒作序。共吮前师精华，乃吾侪后生之骄傲尔。

王九一

2011 年 1 月

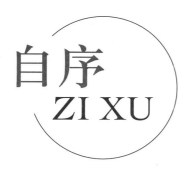

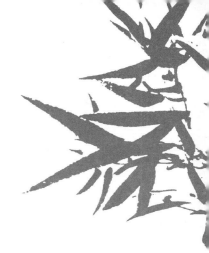

自序
ZI XU

　　我自幼受家庭熏陶，喜读岐黄，14岁进入廊坊卫生学校开始学习中医。毕业后，有幸拜当地名医王九一老师为师，接触临床，在领悟到中医的博大和神奇的同时，也感到自己知识的匮乏。为了提高理论水平，一边跟师抄方，一边利用业余时间，完成了中医自考专科、本科的课程，给我今后的学习奠定了一定的理论基础。业师王九一老师是当地名医，河北省师带徒老师，国医大师路志正教授的入室弟子，有着丰富的临床经验，临床内、妇、儿科以及针灸样样精通，求诊者络绎不绝。在我跟师抄方的10年中，见到很多病例，其中不乏疑难病例，使我积累了一定的临床经验。在恩师的谆谆教诲下，渐渐地对中医产生浓厚的兴趣，临床经验在逐步丰富。

　　2007年，为了使我的临床水平有进一步提高，老师让我到中国中医研究院广安门医院进修，并推荐我跟随路老学习。路老是全国著名的中医临床学家，擅长脾胃病、风湿病、慢性疑难病的治疗，并以擅治中医湿病驰名，其对脾胃病以及湿邪致病的特点、病理变化、治疗用药等多有独到的认识。同时，路老也是王九一老师的授业恩师，所以第一次见到路老，既紧张又兴奋，没想到路老非常和蔼，就像是一位慈祥的长者，在跟随路老学习的半年中，他对我要求严格，经常督促我说：学习中医没有捷径，就是持之以恒。要多看书，多临床，多总结，尤其要善于总结，勤于总结。总结的好方法就是多思考，思考后的收获就写下来，写下来的跟师经验或者心得体会慢慢也就成了自己的经验。开始，我对写作憷头，可是，路老每次看见都要问：最近有收获吗？总结没有？写了什么？这个病例可以写一写！在路老的督促下，我慢慢地开始尝试着用日记体的形式记下自己每次跟师的收获和心得体会。就这样坚持着，我的中医基础理论水平和临床思辨能力有了一次质的飞跃。

2008年10月，我有幸成为河北省优秀中医临床人才培养50名人才之一，希望能够通过这次机会，加强学习，提高自己的临床水平。按照培训要求，3年内除了加强中医经典学习之外，还要跟师进行临床实践经验的学习，故2009年我再次追随路老侍诊学习。

又一次来到路老身边，很长时间都处在急躁的情绪当中，感觉自己需要学习的太多了。路老教育我们：学习要由浅入深，循序渐进，中医学是一门深奥的学科，与中国的传统文化有着很深的渊源，不但要学中医基础，更重要的是要多看一些中国古典著作，提高自己的文化底蕴，"学医之功在医外"。我遵照路老的话去做，慢慢地提高，感觉每次抄方都会有或多或少的收获，仍然每天坚持写跟师日记，把每次抄方的体会直白、真实地记录下来，自己怎么体会的就怎么写，路老怎么说就怎么记录，一方面提高了自己的写作水平，另一方面也积累了临床第一手宝贵而真实的资料。真实，就是财富。

在我跟随路老学习期间，很多朋友非常羡慕我，苦于没有机会随路老学习。于是，我开始将自己写的日记在《中国中医药报》上发表，在此感谢报社冯磊老师给予的鼓励和帮助，让我有机会与大家共同交流，同时也感谢中国中医药出版社高欣老师的大力支持以及对书稿的精心修订。需要说明的是，路老是中医大家，我的总结只是沧海一粟，管中窥豹，仅能示大家经验之一斑耳，若能发扬医学，开启同道，抛砖引玉，实乃我之初衷。此为序。

石瑞舫

2010 年 12 月 20 日于河北廊坊

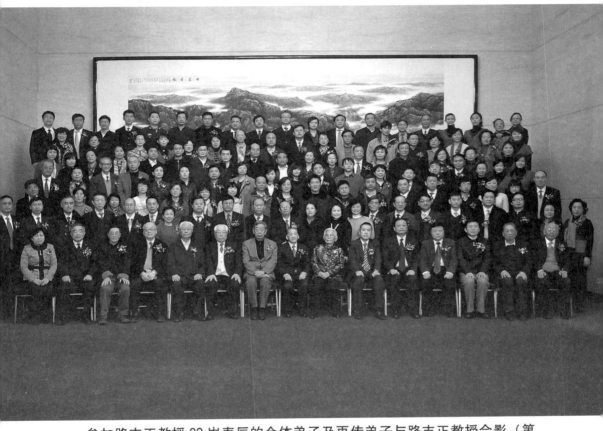

参加路志正教授 90 岁寿辰的全体弟子及再传弟子与路志正教授合影（第一排左八、九为路志正教授及其夫人，第三排左四为作者）

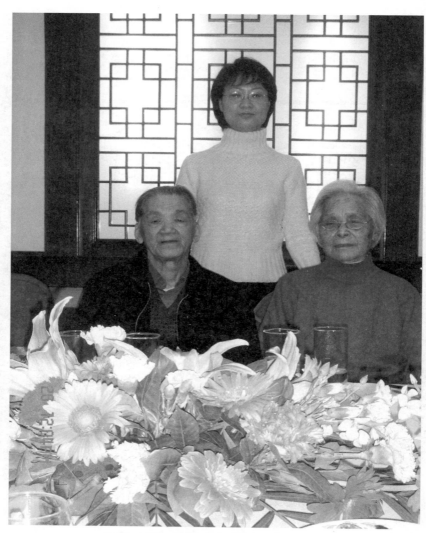

作者（后）与路志正教授及夫人合影

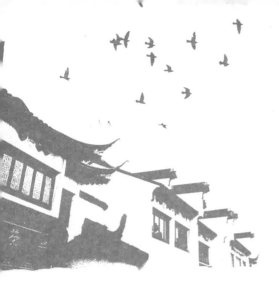

目录

侍诊日记
SHI ZHEN RI JI

上篇　侍诊日记

下篇　论文荟萃

上篇　侍诊日记

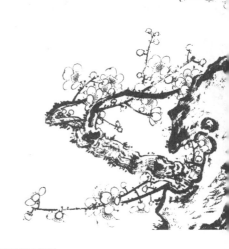

善于抓主证

2009 年 5 月 23 日　星期六　天气：晴

今天是我随路老抄方的第一天，虽然以前曾随路老学习过一段时间，但是，再次坐在路老身边抄方，心里仍然会有些紧张。总觉得自己来自于基层，与跟随路老学习的博士生、各地方医院的学术带头人、院长等比起来相差甚远。路老也许看出了我的不安情绪，鼓励我说：只要肯吃苦，多读书，认真学就行，天才源于勤奋，上工出自贫民。

天才源于勤奋，上工出自贫民。

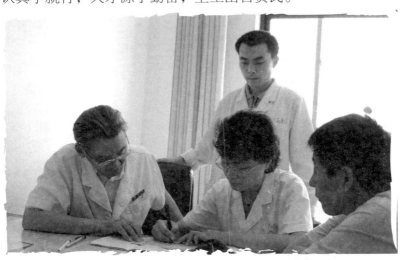

2007 年，作者（第一排中）在广安门医院进修时跟随路志正教授（左一）抄方学习

侍诊日记

路老是位中医大家，内、妇、儿科无不精通。上午就诊的 17 名患者中，有两位皮肤病患者给我留下深刻印象。

李某，男 37 岁，皮疹月余不退，前医多用苦寒凉血剂不效。路老认为：患者兼见口干黏、舌苔厚腻，证属湿浊阻滞，蕴于肌肤，不得宣泄所致。但治湿病宜芳香疏利，最忌苦寒冰伏，如《内经》所言："味过于苦，脾气不濡。"治以芳香化浊之藿香、佩兰；燥湿化浊之苍术、清夏、苦参；疏风化湿之防风、蝉衣；渗泄利湿之薏苡仁、萆薢、地肤子、赤小豆；行气祛湿之大腹皮子、白鲜皮，且皮药走皮表，又能起到引经的作用；配伍当归、赤芍、忍冬藤和血，血脉利则湿浊去。

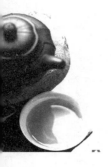

临证治病，要善于抓主证，总结前医诊治用药的失败经验，仔细分析用药得失，往往才是真正的病因所在，所谓独处藏奸就是这个道理。

处方

藿 香 12 克	佩 兰 10 克	苍 术 12 克
苦 参 10 克	清半夏 9 克	炒防风 12 克
蝉 衣 10 克	生薏仁 30 克	白鲜皮 15 克
萆 薢 15 克	地肤子 30 克	赤小豆 30 克
大腹皮子各 12 克	忍冬藤 15 克	当 归 12 克
赤 芍 12 克		

14 剂，水煎服。

路老常对我们说：临证治病，要善于抓住病人的主证，总结前医诊治用药的失败经验，仔细分析用药得失，注注才是真正的病因所在，所谓独处藏奸就是这个道理。如本案患者，皮肤湿疹只是疾病的表象，引起的原因很多，有因热、因风、因瘀、因虚、因燥、因湿等不同，经过仔细辨证，本案患者之皮疹，湿才是病之主证。

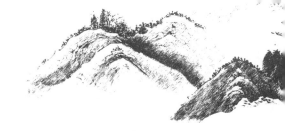

还有一位手足皲裂复诊的患者，中年男性，手足皲裂多年，伴有鼻塞，打喷嚏。

处方

五爪龙 18 克	当 归 12 克	川 芎 9 克
赤白芍各 12 克	生 地 12 克	桃杏仁各 9 克
炒蒺藜 12 克	地肤子 12 克	白鲜皮 12 克
南沙参 12 克	黄 芩 10 克	制首乌 12 克
炒莱菔子 12 克	辛 夷（包煎）10 克	杷 叶 10 克
炙 草 6 克		

14 剂，水煎服。

路老在养血润燥、滋补肝肾方中加入轻清宣肺之辛夷、黄芩、杷叶、南沙参，宣肺气，开肺郁，使得"上焦开发，宣五谷味，充身、熏肤、泽毛，若雾露之溉"。今日复诊，患者症状已明显缓解。

路老常说：中医的脏象学说同现代医学的解剖理论不一样，中医的脏是宏观的，对脏的描述包含了更多的功能的内容，也可以理解为"脏"与"象"的有机结合，而且五脏之间生克制化，这与西医形象直观的解剖理论有很大的区别。比如中医认为"肺主皮毛"，很多皮肤病，看似不相关的肺脏，往往却是疾病的主证，所以一些皮肤病往往可以通过调理肺脏来治疗，而对于西医来讲，如果皮肤病去治"肺"则是很难理解的事情。

今天的收获很大，让我在学习路老临证经验的同时，又温习了基础知识。《论语》曰："温故而知新"，良言也。

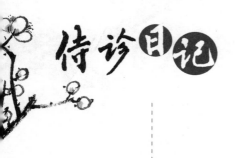

主诉未必是主症

　　路老常说：学习中要懂得"知常达变"，要在细微处下工夫，要善于抓主症。

　　说到主症，今天的学习又着着实实地给自己上了一课：主诉未必是主症。

　　所谓症状，简单说就是病人不适的感觉，是生病时病人最初的表现或体会。主诉则是病人自认为最不舒服的症状，往往也是病人就诊的原因。"有诸内必形诸外"，疾病的病理本质虽然藏于内，但必有一定的症状或体征反映于外。中医诊病讲究"司外揣内"、"以外知内"。因此，病人的主诉也就成了临床诊治疾病的重要依据。主症指最能反映疾病病因、病理性质的症状，是主要矛盾的关键所在，也是临床辨证的关键因素。多数情况下，主诉即是主症。但是"以常达变"、"见微知著"的辨证思维同样重要，也有不少情况，主诉未必就是主症，今天就遇到了这样一位病人。

　　曹某，男，36 岁，自汗已 30 余年，伴疲倦乏力，胃脘刺痛，泛酸，胸骨后灼痛，饥饿时明显，手足心热，腰沉困重，二便可，形体胖，舌体中，舌质淡，尖红，苔薄白，脉细弦。治疗：柔肝缓急，清胃祛湿热。

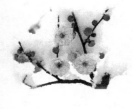

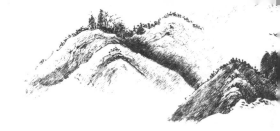

处方

丹　参 20 克	檀　香 10 克	砂　仁（后下）9 克
百　合 15 克	瓦楞粉（布包）20 克	青　蒿 12 克
吴茱萸 3 克	黄　连 6 克	醋柴胡 10 克
川楝子 9 克	生谷麦芽各 20 克	炒枳实 12 克
甘　草 6 克		
14 剂，水煎服。		

上述病案不难看出，病人的主诉是"自汗 30 余年"，但是如果依据主诉"自汗 30 年"作为主症进行辨证，其外延就过于广泛，针对性不强。而在病人叙述的其他症状中"胃脘刺痛，泛酸，胸骨后有烧灼样疼痛"无疑是诱导辨证的重要症状，再结合病人"手足心热，腰沉困重"等其他兼症，则很容易得出"肝胃不和，湿热内蕴"的病机，而湿热内蕴，迫津外泄，自汗之因一目了然。

路老说："治病必求其本"，病本也可以理解为病因，而主症正是彰显病因的关键症状。主诉尽管是病人认为最突出的不适表现，但是病人自己并不会区分症状与疾病病因、病机的关系，而且注注加有很多个人的主观感情色彩，有时不可避免有夸大其词的过度描述，所以临证如果单纯依据主诉辨证难免有失偏颇，这就需要医者能够细分缕析，查找出真正的主症，这是辨证的技巧之一。

临床如果单纯依据主诉辨证难免有失偏颇，这就需要医者能够细分缕析，查找出真正的主症，这是辨证的技巧之一。

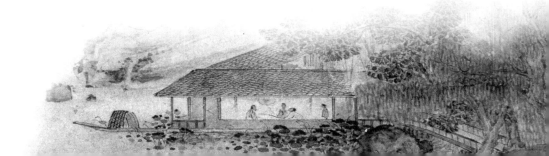

诊病要认真细致

2009 年 6 月 2 日　　星期二　　天气：晴

今天，在开诊之前，路老把我上次交给他审阅的论文《路志正教授治疗胆证不寐的经验》拿出来，提出几点意见：其一，温胆汤，名为温胆，实际还有清胆的涵义，历代医家对他的理解见仁见智，应该多看些书籍进一步参悟；其二，温胆汤治疗失眠，其理论基础是因为胆气通于心，在此基础上阐述发挥；其三，所写半夏，生于春夏之交，半阴半阳，能够交通阴阳，是半夏秫米汤的方义，而不是温胆汤。温胆汤还有十味温胆汤、蒿芩清胆汤等，就是在温胆汤的基础上加减化裁而成的。写一篇文章，首先自己要认真体会，有了真实的体会才能写出好文章，不能为了写而写……我听了心里不免有些惭愧，说明自己平时还是读书少，知识不系统，而且临床还没有抓住路老运用温胆汤治疗胆证不寐的治疗思路和用药特点。

今天路老治疗一位头发早白的病人颇值得回味。患者男性，40 岁，主诉头发早白半年余，近期工作压力大开始。路老看着病例，开始诊脉，说："你脾气急躁，要注意放松，减轻压力。"并在病例上注明：火形之质。患者的家属马上说："对，对，他这个人就是爱发脾气，肝火大。"我仔细看病例，上面并没有写明情绪问题，路老怎么知道病人脾气大？我再细心观察发现：患者面色暗红，神态镇静中带有一份自信与

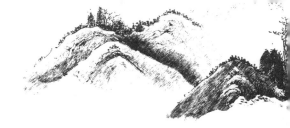

霸气，白睛充血，脉象弦滑略大。我感叹路老的观察细致，正所谓医家要心小、胆大，首先要心小，经过缜密观察，认真分析，才能得出确切结论，指导临床。现在有很多中医大夫，其中也包括我，忽视了中医望诊的重要性，只是随便问几句，听着病人简单的病情叙述，就草率地开药，没有四诊合参，往往会忽略掉与病情至关重要的情况。如这个病人，如果不是细心观察，仅凭主诉之头发早白，多会投以滋补肝肾、养血乌发之品，路老则在此基础上，佐入盐知柏，补肝肾之品多选用女贞子、旱莲草等甘寒甘润之品，补而不滞，更在茶饮方中用竹节参、黄精、枸杞、山萸肉、小麦养阴的同时，佐入一味莲子心以清心经浮火，俾水火既济，精血自能上达头面而乌须黑发。

上篇 侍诊日记

处方

五爪龙 30 克	西洋参（先下）10 克	炒麦冬 12 克
炒枣仁 20 克	黄　精 15 克	生白术 20 克
桃杏仁各 9 克	当　归 12 克	侧柏叶 12 克
旱莲草 12 克	女贞子 15 克	火麻仁 12 克
制首乌 12 克	桑葚子 15 克	盐知柏各 6 克
生龙牡各 30 克		

14 剂，水煎服。

茶饮方

荷　叶（后下）15 克	竹节参 12 克	小　麦 30 克
黄　精 12 克	枸　杞 12 克	山萸肉 15 克
莲　心 6 克	甘　草 6 克	

7 剂，两日一剂，水煎代茶慢饮。

医家要心小、胆大，首先要心小，经过缜密观察，认真分析，才能得出确切结论，指导临床。

　　另一复诊患者，男，39 岁，失眠多年，既往有过敏性哮喘病史，每因失眠使哮喘加重，睡眠好则哮喘减轻。初诊时还有咳嗽，咳痰不爽，痰色灰黑，咽喉不利，胸闷气短，面色浮红，精神疲惫等症，舌质红，苔白腻少津，脉缓滑少力。路老辨证：病久体虚，湿热兼夹，治宜缓图。

处方

西洋参（先下）10 克	炒麦冬 12 克	僵　蚕 10 克
葶苈子（包煎）15 克	川椒目 5 克	五味子 5 克
制百部 10 克	青　果 10 克	玉蝴蝶 8 克
甘　草 4 克		

14 剂，水煎服。

　　当时我还在想，患者主诉是失眠，为什么没有佐入一些安神的药物？今日复诊：药后睡眠大有改善，咳喘亦减轻。路老在上方的基础上，加入益气扶正之炒山药、炒白术、紫河车、山萸肉等，以益气养阴，滋补脾肾。

　　记得前几天整理失眠病例，查找相关文章，看到清代沈时誉的《医衡》卷四载有梅鼎所补"寝食说"，其中论述了不寐证脏腑辨证的内容。认为"若劳神殚虑，耗其阴血，惺惺不寐，病在心也……若水气上逆，喘嗽有音，不能仰卧，病在肺也。"看到这一段，结合本案，我在想：《内经》中提到"五脏六腑皆令人咳，非独肺也"，那么，失眠也是如此，心主神，五脏中又藏五神，魂神意魄志，五脏六腑的病症均可影响到神，进而影响心神而导致不寐。这时，在治疗上就不能仅仅局限于心，还要考虑到他脏，如本案患者，路老以益气养阴、宣肺化痰之法，使肺魄安，则心神宁。

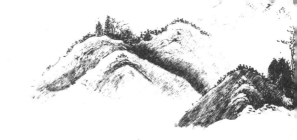

治病当法随证变

2009 年 6 月 9 日　星期二　天气：晴

　　运气学说是中医学的重要内容，它在人体疾病的发生、发展以及治疗、用药、预后方面有着重要的指导作用，也是中医天人相应整体观念的体现。它重点阐述自然界一年四时五运的变化以及风、寒、暑、湿、燥、火六气的顺逆，探讨不同的环境变化对人体的影响，用来更准确地指导疾病的诊断和治疗。凡是中医名家、大家，无不深谙五运六气之说，如《内经》所言："必先岁气，无伐天和。"

　　今天路老提前到了，他走到诊室坐下，习惯性地抬头看了看我们说：今年暑季来得早，诊病用药须注意暑气伤人，所谓天人相应，六气六淫同源而异乘，过则为灾。如果摄养不当或者素体质弱，更易为暑气所犯或者暑热引发宿疾。东垣清暑益气汤与孟英清暑益气汤，都是治疗暑热所伤的方子，但是治疗用药却截然不同，临证应区别用之。

　　正当我们听得津津有味的时候，进来一位病人。患者李某，男，44 岁，患糖尿病 2 年，此次因眼底出血，视物模糊 1 月余来诊。伴有左眼痛，心悸，乏力，多汗，口渴，小便多，手足麻，腰痛，舌体胖大，质暗红，有齿痕，苔薄腻少津，脉弦细。路老辨证：时值夏令，暑季多汗，伤及心阴、

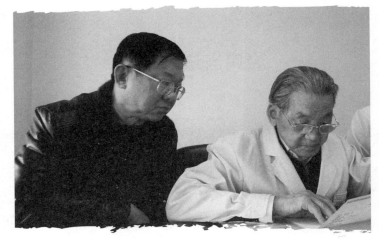

王九一老师（左一）与路志正教授（右一）临证诊病合影

肝肾，已出现眼底出血、手足麻等并发症，宜清暑益气，滋补肝肾。

处方

五爪龙 30 克	西洋参（先下）10 克	炒麦冬 12 克
黄 精 12 克	五味子 6 克	生石膏（先下）30 克
石 斛 12 克	葛 根 15 克	玄 参 12 克
炒苍术 15 克	黄 连 10 克	旱莲草 12 克
女贞子 15 克	枸 杞 12 克	盐知柏各 6 克
生龙牡各 30 克		

14 剂，水煎服。

此方结合孟英清暑益气之益气阴药和东垣清暑益气之黄连、苍术，燥湿升清，弥补二方不足，更贴近临床。路老诊病之精细，用药之独到可见一斑。

今天还诊治了一位糖尿病患者。赵某，男，69 岁，糖尿

病 15 年。失眠，白天困乏，夜间盗汗，夜尿频，3～4次／夜，有时头痛，腰痛，大便稍干。望诊面色晦滞，头发色夭而白，舌体胖大，质暗红，苔白厚腻，脉弦滑。路老说：你平素喜操劳，思虑多，劳伤心脾。拟定调心脾、滋肝肾之法施治。他的爱人马上说，现在退休在家，什么事也不做，清闲得很。路老说：这是以前工作紧张劳累，日久形成的，非一朝一夕所为。家属说，确实是这样，他以前工作很累，很辛苦的。再次感叹路老的望诊经验。

处方

生黄芪 20 克	竹节参 12 克	炒山药 15 克
炒苍术 12 克	玄 参 12 克	炒枣仁 20 克
知 母 10 克	黄 连 10 克	制首乌 12 克
桑寄生 15 克	枸 杞 12 克	桃杏仁各 9 克
鸡内金 12 克	僵 蚕 10 克	旱莲草 12 克
女贞子 15 克		

14 剂，水煎服。

糖尿病属于中医"消渴"范畴，主要与患者不良的饮食习惯恣食肥甘厚味、过食过饮、嗜烟嗜酒、浓茶冷饮及工作繁重、情志失调、思虑过劳、过于安逸等因素有关。临床上，气阴两虚型良多，但是路老认为本病多因脾胃损伤，上下之病，莫不由于中。临证内湿壅生，或脾运本虚，脾虚湿困不能为胃行其津液，津液敷布失常，当至而不至，不当留而滞留。不当留而留之所湿生，当至不至之处燥生，而出现消渴者亦不在少数。脾虚，不能散精，输布失常，脾气不升，精微下泄。观其临证治疗此类消渴，常在益气健脾养阴的同时，

脾虚湿困不能为胃行其津液，津液敷布失常，当至而不至，不当留而滞留。不当留而留之所湿生，当至不至之处燥生，而出现消渴者亦不在少数。

用生黄芪配伍炒苍术，治湿以润燥。苍术，《仁斋直指方》云："脾精不禁，小便漏浊淋不止，腰背酸痛，宜用苍术以敛脾精，精生于谷故也。"朱震亨云："苍术治湿，上、中、下皆有可用。又能总解诸郁，痰、火、湿、食、气、血六郁，皆因传化失常，不得升降，病在中焦，故药必兼升降，将欲开之，必先降之，将欲降之，必先升之，故苍术为足阳明经药，气味辛烈，强胃健脾，发谷之气，能径入诸药，疏泄阳明之湿，通行敛涩。"

后记：两个病历均为糖尿病患者，但是年龄阶段不同，体质不同，遣方用药亦随之改变，这也是中医的特色。如路老所说，法随证变。经过路老调理 3 个月左右，两位患者的临床症状和化验指标均有明显改善。

辨证莫受西医诊断影响

2009 年 6 月 16 日　　星期二·天气：阴有小到中雨

中医发展至今，受现代医学的影响，已经注入了许多新的元素，这对于一个医学的发展无疑是值得高兴的事。但是传统的中医同现代医学无论在理论基础以及思维方法上都有着很大的区别。如果不加分析，抛却各自独立的个性，盲目地联系也是不可取的。

由于种种原因，很多中医人员远离了中医宏观的思维方式，热衷于用现代量化的指标以及点线式的思维方式，或者

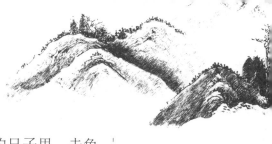

用是实验研究来诠释中医。在如今西医日渐的日子里，未免说不是中医的一件憾事。比如高血压的治疗，很多人一见血压高就认为是肝阳亢盛，而血压不高就谈不上肝风内动。这正是现代中西医结合研究的畸形产物。临床上应该抛却这种错误的认识。

今天就诊治了一个这样的病人。部某，男，56岁，眩晕10余年，自诉常有天旋地转感，易疲劳，腰痛，纳眠可，二便调，形体偏胖，舌质暗红，苔薄黄，脉沉弦小滑。查：椎-基底动脉供血不足；血压130/80毫米汞柱。西医诊断：良性体位性眩晕。既往高脂血症、高黏血症、慢性胃炎史。患者虽然血压不高，但是路老依据四诊结果，尤其是患者形体偏胖、脉沉弦小滑等特点，辨证属肝经风热。治法：清肝熄风，温胆宁神。

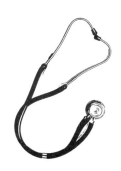

处方

五爪龙 30 克	炒芥穗 12 克	炒蒺藜 12 克
菊　花 10 克	钩　藤（后下）18 克	炒杏仁 10 克
炒薏仁 30 克	竹半夏 12 克	金蝉花 12 克
天　麻 12 克	炒苍术 15 克	茯　苓 30 克
泽　泻 15 克	僵　蚕 12 克	胆南星 10 克
炒枳实 15 克	生龙牡各 30 克	鲜姜 1 片为引

14 剂，水煎服。

《内经》云："诸风掉眩，皆属于肝。"风为百病之长，风邪为患，很少单独致病，易兼夹其他病邪，一同为患。此例肝风挟痰浊上干清窍，清空受扰，神明不安则眩晕。

侍诊日记

路老说：现在的临床中医师，很容易受到西医病的影响，而忽视四诊辨证，甚至废弃四诊，单纯凭借西医诊断处方，对于眩晕，诊断血压高就会清肝熄风；书以天麻钩藤饮、镇肝熄风汤等；诊断美尼尔就会用温胆汤燥湿化痰。正如《傅青主女科》所言："执成方治今病，古今之大患也，犹如拆旧屋盖新房，不经大匠之手，如何经营得宜？"我们不能完全地抛弃西医，也不能绝对地依从西医，应该辨证地吸取，把西医的检查作为中医四诊的延伸，相互参考，为我所用，才能开阔思路。对于古方的运用，要建立在辨证的基础上，才能施治得当。

我们应该把西医的检查作为中医四诊的延伸，相互参考，为我所用，才能开阔思路。对于古方的运用，要建立在辨证的基础上，才能施治得当。

中医对很多疾病有着独特的疗效，尤其是那些西医无法查出病因的疾病。今天诊治了一位遗精的患者，男，30岁，已婚。遗精3年余，每脑力劳动后加重，3天遗精一次，次日则腰酸乏力，头晕，眼花，精神萎靡。曾在西医男科施行多种治疗无效。路老认为：患者平时做软件设计工作，长期接触电脑，未能结合适当运动，虽然没有性生活过度，但是经常浏览黄色网站，意淫于下，同样耗损精血，日久精血亏耗于下，虚火扰动精室，封藏失职。治疗以益气养血，滋补肝肾。选黄芪、炒麦冬、黄精、生白术、炒山药、制首乌、山萸肉、枸杞等，在补益的同时，还加入了黄连、肉桂，交通心肾；盐知柏以滋阴清虚火，并在大队滋补药中，少佐一二味健脾和胃药，如谷麦芽、神曲、炒枳壳等，以防腻胃碍膈。此方加减服药3个月，今日复诊，遗精未再发作，面色润泽，体力渐充。

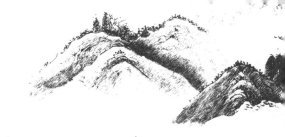

处方

黄　芪 30 克	炒麦冬 12 克	黄　精 12 克
生白术 15 克	炒山药 15 克	山萸肉 15 克
桑寄生 15 克	枸　杞 15 克	制首乌 10 克
紫河车 10 克	芡　实 12 克	盐知柏各 8 克
黄　连 8 克	肉　桂（后下）3 克	炒谷麦芽各 30 克
神　曲 12 克		

14 剂，水煎服。

路老说：《内经》中的阴阳理论，是病症的总纲领，不止是辨证，遣方用药亦是如此，阴阳互根，相互为用，所谓"善补阳者，必于阴中求阳，则阳得阴助而生化无穷；善补阴者，必于阳中求阴，则阴得阳助而泉源不竭。"

辨病 辨证 辨症

2009 年 6 月 30 日　星期二　天气：晴

　　证，是中医诊治疾病的核心内容。也正是因为如此，才有"同病异治，异病同治"的方法。所以，中医不但讲辨证治疗，同样也有辨病以及对症用药的观点，这种病症结合，随症用药的灵活的思维模式才是中医最本质的方式，《伤寒论》《金匮要略》是最好的典范。今天路老诊治了一位白塞病的患者，其用药法度就是这种思辨精神的最佳诠释。

上篇 侍诊日记

《内经》中的阴阳理论，是病症的总纲领，不止是辨证，遣方用药亦是如此。

15

邰某，男，38岁，患白塞病半年，反复口腔溃疡，双目干胀，左眼前房积脓，视力急剧下降，眼前有漂浮物感，胃脘胀满，纳差，眠可，夜间盗汗，手足心热，双下肢麻胀，夜间明显，自觉疲乏，后背困重，房事频则加剧，口咽干，小便黄，大便时溏，面黄，体瘦，舌体胖，舌质暗，苔薄白微腻，脉沉滑。现服泼尼松治疗，20毫克/日。路老分析：病情发展与中医之狐惑病基本一致，以甘草泻心汤加减为治。

处方

藿苏梗各 10 克	姜半夏 9 克	茵　陈 12 克
厚朴花 12 克	干　姜 6 克	黄　连 6 克
生炒苡仁各 20 克	炒蒺藜 12 克	生谷麦芽各 20 克
密蒙花 10 克	桃杏仁各 9 克	怀牛膝 12 克
女贞子 12 克	甘　草 10 克	

14 剂，水煎服。

以上病案可以看出，路老诊治用药首辨病，"病情发展与中医之狐惑病基本一致，以甘草泻心汤加减为治"，确定病属

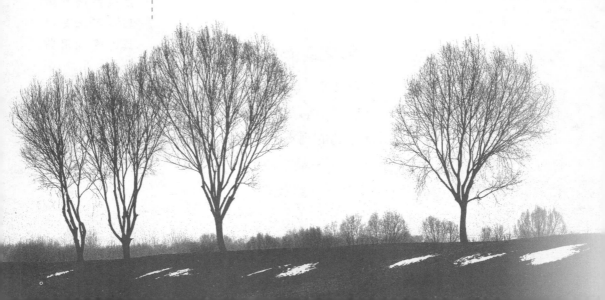

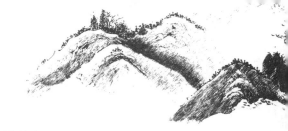

狐惑病，用甘草泻心汤治之。甘草泻心汤中以黄芩、黄连苦寒清热解毒，以干姜、半夏辛燥化湿，佐以参、草、枣和胃扶正，是仲景治疗狐惑病的主方，这正是基于辨病施治的原则。但是病人运用西药泼尼松治疗中，就诊时湿热证已不明显，而是以湿浊困脾证更为突出，因此，在用甘草泻心汤时去黄芩，少用黄连，再加化湿醒脾之藿苏梗、生谷麦芽、生炒薏苡仁等；患者夜间盗汗，手足心热，为湿热日久伤阴，久服激素更伤肝肾阴津，故又佐以滋补肝肾之怀牛膝、女贞子等。如此变化用药，皆因病虽未变，但是病机已然不同。此属辨证施治；患者视物不清加密蒙花明目，此属审症用药。由此案可见，中医诊治疾病辨病、辨证、辨症三者有机结合，灵活用药，相得益彰。

治病要有整体观念

2009 年 7 月 4 日　星期六　天气：晴

路老常说：中医的整体观念包括了诊病用药的方方面面，要治病的人，而不是人的病。对于整体的人而言，病症只是一个点，临床上不能只是盯着表现的或患者表述的症状，要结合年龄、职业、体质、平时的嗜好，甚至地域、季节、居住环境的不同，综合辨证。

今天有一位患者就是这种情况。患者男，55 岁，左足跟痛 4 个月，查 X 光片未发现骨质增生等异常现象，按之疼痛加重，不能任地，伴有肝区不舒，容易急躁，面色浮红，舌体胖，质暗红，苔黄，脉弦滑小数。既往血尿酸偏高，甲状腺多发结节。

这个病例是我写的，写的同时，我就在想，肾经绕足跟而行，加上患者的年龄，这是肾虚引起的，应该补肾温通。可是路老在看过病例以后，却说这跟工作紧张、经常饮酒、尿酸高有关，不能补肾，应该清热祛湿，疏肝理脾，调节心肾。

处方

五爪龙 30 克	金雀根 30 克	布扎叶 15 克
炒杏仁 10 克	炒薏仁 30 克	晚蚕砂（包煎）18 克
炒苍术 15 克	炒防风 12 克	炒防己 15 克
土茯苓 30 克	益智仁（后下）10 克	仙灵脾 12 克
盐知柏各 8 克	川牛膝 12 克	络石藤 15 克
鸡血藤 30 克		

14 剂，水煎服。

看到路老的处方，想想开始自己的辨证，临床总是容易犯这样的错误，按照套路看病，足跟痛就是肾虚，畏寒就温补，怕热就清泄，不能综合分析病情。其实这样的惯性诊病用药思路，已很大程度上受现代医学线性思维的影响，也正是我们这些年轻中医缺少临证经验，不能够领会中医辨证用药精髓的表现。

还有一位产后风湿病患者，经我诊治一个月未见明显改善，于是请路老诊治。患者女，36 岁，因产后受风出现关节

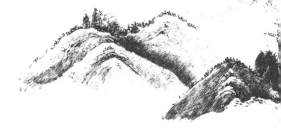

酸痛，已 1 年余。伴见畏风寒，乏力，带下，舌质淡红，苔薄，脉沉细。我给予黄芪桂枝五物汤加羌独活、鸡血藤、炒山药、炒白术等，路老诊脉后重新书方。

处方

生黄芪 30 克	西洋参（先下）10 克	炒苍白术各 15 克
炒防风 10 克	桂　枝 10 克	赤白芍各 12 克
当　归 12 克	八月札 12 克	郁　金 10 克
炒山药 15 克	茯　苓 30 克	仙鹤草 15 克
醋元胡 12 克	川楝子 10 克	泽　泻 15 克
鸡冠花 15 克	生龙牡各 30 克	

14 剂，水煎服。

　　患者走后，我请教路老，我的思路是否正确，问题出在哪里？为什么没有效果？路老首先肯定，治疗原则没有错，但是个别用药欠妥：如羌独活，在这里没有必要，我说患者有带下情况，我想用它疏风化湿。路老却说：风能胜湿，适当加些风药没有错，但是应该首选入肝经的药物，如炒防风，妇人以肝为先天，肝脉绕阴器，抵小腹，加防风既能疏风化湿，又可引药入肝经，用药要懂得用其兼效者，这是问题之一；其二：脾主运化水湿，方中应该适当加大健脾祛湿药，如炒苍白术、茯苓等；其三，适当加入和血药，方中已经有炒白芍，可再加入当归，和血柔肝，肝气旺，不至侮土，脾不受克，则土旺带自止。

　用药要懂得用其兼效者。

19

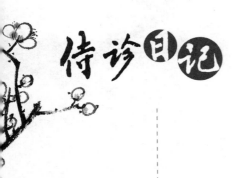

辨证用药最重要

2009 年 7 月 7 日　　星期二　　天气：晴

今天路老来得早，开始给我们讲：现代社会的中医大夫，要掌握一些西医知识，但不能被其束缚手脚，而是借助其检测手段，为中医所用，但是临床中仍然要运用中医思维处理疾病，不能生搬硬套，否则，就成了邯郸学步。听到这里我不免有所感慨，中医发展到现在，有很多东西都要与时俱进，要善于汲取利用现代科技发展成果以提高中医自身的诊疗水平，丰富中医理论和诊疗方法，但是绝不是简单地拿来，而要能够在不脱离中医实质的前提下加以吸收利用。就像今天的中医大夫也要穿现代的白大衣，也要用许多现代化的检查手段一样，中医的这些改变是时代的要求，也是很自然的事情。但是现在很多中医大夫却因为现代医学的影响同中医渐行渐远，偏离了中医的思辨精神。

今天路老治疗一患者时就有同学提出类似的问题。患者男，30 岁，脉率不整，路老依据舌、脉、症，认为属于劳心过度，心血暗耗，兼有肝郁气机不畅之证，给予益气养血、调畅血脉之黄芪、当归、黄精、麦冬、炒枣仁、郁金、石菖蒲等。

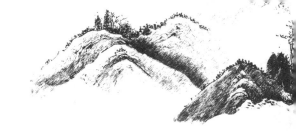

处方

黄　芪 30 克	太子参 15 克	炒麦冬 12 克
黄　精 15 克	当　归 12 克	桂白芍 12 克
郁　金 12 克	石菖蒲 10 克	炒枣仁 18 克
炒杏仁 9 克	炒薏仁 30 克	炙杷叶 12 克
茯　苓 30 克	旋覆花（包煎）10 克	炒枳壳 15 克
生龙牡各 30 克	炙　草 10 克	
14 剂，水煎服。		

一个学生问：为什么不在方中加些现代药理研究有调节心律作用的苦参、甘松等？路老回答：这些药不是不能用，但是要会用，苦参性苦寒，适用于心律不齐属热邪壅遏者，甘松则适用于气血瘀滞者。临证选用中成药也是如此，现在很多人习惯把中医的清热解毒药同西医的抗病毒、消炎药相提并论，遇见感冒不管风寒风热所致，也不辨寒热虚实，动不动就是一派苦寒清热解毒，实为中医临证之大忌。临证用药参考现代药理研究是可以的，但也一定要在中医辨证论治的原则下选用，否则徒害而无益，如同"水能浮舟，亦能覆舟"。

辨证用药应灵活

2009 年 7 月 14 日　　星期二　　天气：晴

《内经》云："圣人不治已病治未病。"治未病的思想涵盖内容广泛，不仅包括未病先防、既病防变、病已防复等诸多

🖋 临证用药参考现代药理研究是可以的，但也一定要在中医辨证论治的原则下选用，否则徒害而无益。

的内容，在用药的同时依据季节的气候特点以及运气的顺逆变化，审时审势调整用药方向，这也是中医天人相应整体观念的体现。同时路老还认为，所谓辨证是一个很复杂的思维过程，作为医生不应思路狭隘局限，很多时候辨证要放到大环境中去辨析方能全面。不能简单地认为辨证就是辨病之证，还要辨人，辨天时，辨地域。人的体质强弱不同，季节气候变化不一，地域生活环境有别，其发病也有所异，这些都可以造成疾病证候在性质特点上的差异，即使是细微的变化，就有可能影响到整体的治疗和预后转归。如今天诊治的几位患者，足以可见路老辨证用药之灵活。

娄某，女，78 岁，慢性支气管炎、哮喘 30 余年。最近月余出现周身发紧，汗出，背凉，烦躁，咳喘，痰黏难出，入睡困难，大便干，小便数，舌体胖，质紫暗，边有齿痕，苔黄厚腻，双寸脉浮滑，尺弱。心电图：心肌缺血。治法：轻清宣肺，和解枢机。

处方

南沙参 12 克	功劳叶 12 克	桔　梗 10 克
青　蒿 15 克	银柴胡 12 克	炒黄芩 10 克
浙　贝 12 克	前　胡 12 克	炙杷叶 12 克
竹半夏 10 克	胆南星 10 克	焦栀子 6 克
瓜蒌皮 15 克	炒苏子 12 克	芦　根 30 克
甘　草 6 克	竹沥汁 30 毫升为引	
14 剂，水煎服。		

今日复诊：药后周身发紧、汗出、心中烦热、咳喘等症均明显减轻，守前法去南沙参、银柴胡、芦根，加竹节参 12

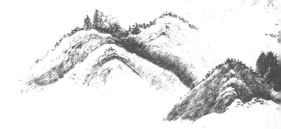

克，炒三仙各 12 克，僵蚕 10 克，续进 14 剂收功。

　　背部发凉一症，大多会想到表阳不足或风寒外束之寒饮证。但是路老用药却多清热化痰之品，颇为不解。路老说：读经典，要能够举一反三，灵活变通。患者为老年女性，体质本虚弱，久病痰喘，痰黏难出，大便干，为肺有郁热，即便有新感表邪，亦不可过于辛散，对于此慢性咳喘病人，痰饮为病本，肺气不宣为标。肺主皮表，肺气不宣则周身拘紧不舒，痰饮阻肺，阳气不能敷布则背寒。肺为蓄痰之器，化痰逐饮祛邪则肺气自宣，故化痰亦是宣肺疏表。所谓辨证先辨人，就是这个道理。

　　另一患者杨某，男，80 岁，小腹下坠感 10 余年。1994年因饮食不慎患腹泻，自行服用止泻药后大便改为日 2～3次，成形而停药，此后经常出现小腹下坠感、肛门憋胀感，便意频频，未予注意。2004 年无明显诱因腹泻，体重骤降18 斤，伴有发烧，用抗生素缓解，此后稍有不慎即泄，体重进一步下降，至今 5 年时间体重已下降 45 斤。刻下症：小腹下坠、肛门重坠感，大便成形，日 1～3 次，尿频，胸闷气短，有时泛酸，食欲尚可，有时双下肢水肿，欠温。望之形体清瘦，面色萎黄少华，舌体胖，质淡紫，苔薄腻，脉弦滑小数尺弱。治拟：补中益气，调和肝

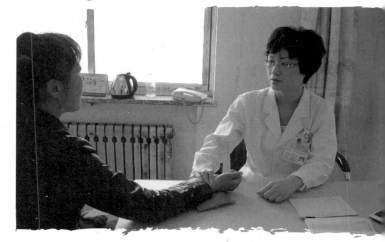

作者在为患者诊治

脾，行气导滞。

处方

五爪龙 30 克	西洋参（先下）10 克	炒苍术 12 克
炒山药 15 克	柴　胡 10 克	升　麻 8 克
当　归 12 克	乌　梅 10 克	桂白芍 12 克
广木香（后下）10 克	黄　连 10 克	瓦楞粉（包）20 克
炒防风 12 克	仙鹤草 15 克	炒枳壳 12 克
生龙牡各 30 克	生姜 1 片，大枣 2 枚为引	

14 剂，水煎服。

　　患者服药后，大便减为日一次，坠胀感明显减轻，夜尿减，今日复诊上方苍术改为炒苍白术各 12 克，广木香改 12 克，14 剂，水煎服，再进以收功。

　　路老治疗老年高龄患者，立足脾胃，用药多以调和之法，也正体现了他辨证立足于辨人、辨时、辨势，人为本病为标的观点。辨证用药灵活变通。此案患者，腹泻早用止泻固涩之剂，导致湿热滞于肠胃，脾胃升降失调，故经常出现小腹下坠感、肛门憋胀感，稍有不慎即发生腹泻，日久失治，致使脾胃虚弱，元气大伤，而日渐消瘦。路老处方以补中益气为主，调和肝脾，行气导滞为佐使，处方虽寒热并用，攻补兼施，但总以补为主，以调和斡旋为辅，使我对老年病的治疗有了深刻体会。

　　🖎 路老治疗老年高龄患者，立足脾胃，用药多以调和之法，也正体现了他辨证立足于辨人、辨时、辨势，人为本病为标的观点。

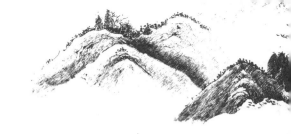

望舌需四诊合参，适当取舍

2009 年 7 月 21 日　　星期二　　天气：阴转多云，傍晚有雷阵雨

最近重新拜读路老的《医林集腋》，其中一篇关于舌苔的辨识很受启发。路老在文中强调舌与内脏的密切联系，舌为心之苗，脾肾诸脏皆系于舌本，舌苔为胃气所蒸化。因此临证观察舌体、舌质、舌苔以及舌下络脉的变化，是中医重要的诊断方法之一。但是中医讲究四诊合参，舌诊亦应该在四诊中综合分析，做适当的取舍，尤其是舌苔受外界影响很大，尤应该辨别真伪。

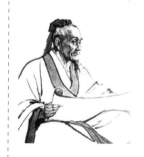

今天就有一位患者，戴某，男，46 岁。主诉：心悸，头昏痛 3 年余。病史：2006 年 3 月出现心悸、头昏痛，有时血压偏高，最高 160/100 毫米汞柱。刻下症：心悸，头昏痛，急躁易怒，耳热，有时口苦，纳食可，二便调，舌体偏胖，质红，苔黄厚腻，脉沉弦少滑。失眠 7 年，眠浅易醒，多梦，每精神紧张时上症加重。平素工作紧张，压力大，嗜烟 10 年，

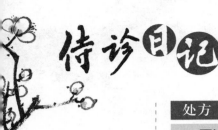

侍诊日记

处方

西洋参（先下）10克	麦　冬 10克	黄　精 15克
太子参 12克	郁　金 10克	桂　枝 6克
八月札 12克	炒柏子仁 18克	知　母 6克
茯　苓 20克	白　芍 15克	生苡仁 30克
生谷麦芽各 20克	炒神曲 12克	生龙牡各 30克

14剂，水煎服。

茶饮方

小　麦 30克	大　枣 5枚	莲　肉 15克
炙　草 8克	夜交藤 18克	石　斛 12克
玉蝴蝶 6克		

7剂，两日一剂，代茶慢饮。

病人舌体胖大，舌质红，舌苔黄厚腻，实是湿热内蕴的表现。但是路老认为患者嗜烟十余年，烟草辛温，其气燥烈，病人嗜烟成癖，烟火之气刺激口腔、咽喉、气道，尤以舌尖、舌面为甚，苔黄厚腻为吸烟之人常见的苔象，多由于烟火熏蒸所致，实与脾胃湿热之舌苔殊异，故临证用药舍苔而从症，诊为心血不足，肝苦急，胆失于谧，以养血安神，缓急清胆为治。

路老在临床中颇重视舌诊，尤其是舌质、舌苔老嫩润泽变化。

舌质、舌苔的变化能体现人体阴阳气血的盛衰变化，但临床一定要做到四诊合参。同时还需注意舌质、舌苔可反映的邪正状况各有侧重，要互为参考，并注意二者在疾病中的动态变化。

路老认为，望诊是中医的重要诊病方法之一，舌诊尤为重要，虽然舌质、舌苔的变化能体现人体阴阳气血的盛衰变化，但是临床中一定要做到四诊合参。同时还需注意舌质、舌苔所反应的邪正状况各有侧重，舌苔多反应病邪性质的进退，舌质多反

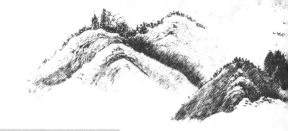

映正气的盈亏盛衰，二者的变化有时是统一的，有时反映的情况又有所出入，因此要互参，并要注意二者在疾病中的动态变化。旧有"时病重（舌）苔，宿病重（舌）质"之说，虽然有一定的临床指导意义，但是也不能一概而论。就临床而言，舌质的变化较缓，舌苔的变化较快，尤其是在时病以及咳喘病中，舌苔、舌质随病情的变化都比较明显，但是当高热津伤时由于静脉输注大量液体，舌质、舌苔注注与病情不符，而且肺气失宣，喘促明显时，清气自鼻吸入，浊气经口腔呼出，浊气熏苔，此时舌苔或腻或燥，或黄或黑，常与脉证有异。因此临床诊病仍当四诊合参，适当取舍。

问诊要全面翔实

2009年7月25日　星期六　天气：阴有小雨

明代医家张景岳说：问诊"乃诊治之要领，临证之首务"。四诊所获的征象，大多数是由问诊得来。一般来说，症状是病人自己的主观感受，而病人的主观感受只有病人自己最清楚，因此临床不但要善于问诊，重视问诊，更不容草率，要有技巧，取得病人的信任和合作，循循善诱，一点一滴，不厌其烦。不但要问病人所苦，有时还要问问患者所住地区、居处环境、当地的民俗民风，目的是了解饮食习惯，进而帮助查找病因。

今天有一个病人，路老问诊就颇有心得。患者刘某，男，34岁，某企业负责人。疲劳乏力6年，困倦思卧，头晕，牵及后头项，晨起明显，健忘，怕热，有时胃脘胀痛，大便干，小便黄，睡眠尚可，面色少华，舌质暗红，苔黄腻，脉沉弦。路老看了看病例，又看看病人的面色、舌苔，问道：你的祖籍是哪里？患者回答：山东人，现在内蒙工作。路老又问：你平时喜欢喝什么水？喜欢吃什么？患者回答：总是感觉燥热，喜欢喝凉水，平时也很喜欢喝茶。路老又问：你平时都喝什么茶？怎么喝？患者对路老的一连串问题很不理解，但还是回答道：喜欢喝铁观音，一般都是大口连续喝上几杯。

路老又进一步说道：我国是茶文化的发源地，很多人喜欢喝茶，茶的种类繁多，但是如何品茶，达到颐养身心的目的，则知之甚少。多数人因工作忙，属于豪饮，也就是大口快饮，这样不但不能达到解渴生津的目的，也不能品出茶滋味。而且大量的茶水很快到了胃里，不能及时消化，壅滞胃中，形成饮邪，会感觉脘胀，虽胃中水声漉漉，但是因为水液不能化生津液敷布于咽喉，会感到喝水越多嘴越干。饮茶，古称品茗，应小口慢品，让胃有吸收的时间，才能起到生津止渴的作用。茶道中蕴含着很多学问，绿茶，性寒，清热生津止渴，解暑；红茶，性温，暖胃；普洱茶，属于发酵茶，有安神镇静、消食的作用，适合晚上喝，但是不要太浓。你长期在内蒙地区工作，当地气候寒冷，人们喜食牛羊肉、奶制品，不易消化，且性格豪放，善饮。你的病根源首先是工作紧张，压力大，机体没有得到及时充分的调养，各脏腑机能下降；其次，饮食习惯不合理，伤及脾胃，湿浊壅滞，气机受阻，出现上述的诸多症状，我给你开点药，但是，还需要

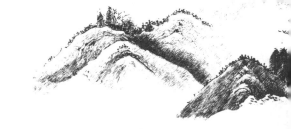

你改变不良生活习惯，医患配合才行。

说着路老拟定治法：疏太阳经气，和胃，清化湿浊。

处方

西洋参（先下）10克	葛 根 15克	蔓荆子 10克
天 麻 12克	金蝉花 12克	竹 茹 12克
竹半夏 10克	苏 梗 12克	荷 梗 12克
炒杏仁 9克	炒薏苡仁 30克	茵 陈 12克
黄 连 10克	炒枳实 15克	泽 泻 15克
广木香（后下）10克	六一散（包）30克	

14剂，水煎服。

茶饮方

竹节参 12克	南沙参 15克	桔 梗 10克
佩 兰（后下）10克	生薏苡仁 15克	炒薏苡仁 15克
杷 叶 12克	新会皮 10克	玉米须 20克

7剂，两日一剂，代茶慢饮。

上面的病历可以看出，病人疲劳乏力、困倦思卧、头晕、健忘、怕热、胃脘胀痛、大便干、小便黄等诸多的症状都是源于脾胃虚弱，阴火内生。《素问·调经论篇》中说："病生阴者，得之饮食居处，阴阳喜怒。"患者居北方之地，多食而善饮，这是脾胃损伤的病因。路老正是通过耐心细致的问诊，找出病人脾胃为饮食多饮所伤为病之始因。在用药的同时还指导患者"改变不良生活习惯"，以做到"医患相得"。由此可见，临证问诊务须全面翔实，查找出根本病因，杜病之源，才是真正的治本之道。

临证问诊，务须详实，查找出根本病因，杜病之源，才是真正的治本之道。

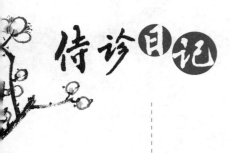

持脉有道，虚静为保

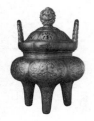

脉诊是中医重要的诊断方法，中医大夫常被叫作"脉理先生"，诊病过程被形象地比作"三个指头，一个枕头"，形容中医大家为"三指可定乾坤"。也正因此，一直以来脉学几乎代表了中医的全部，同时由于时代文化的变迁以及一些患者对脉诊的过度迷信神化，也造成了一些人对脉诊错误的认识。

我们写门诊病历有一个习惯，对诊脉把握不大的病人一般只把病人的症状写清楚，然后由路老诊后补写上，等路老诊脉后我们再回头认真体会。今天，有一个病人是少见的斜飞脉，路老让我们逐一诊脉体会，并告诫我们说：

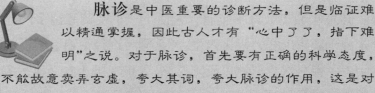

　　脉诊是中医重要的诊断方法，但是临证难以精通掌握，因此古人才有"心中了了，指下难明"之说。对于脉诊，首先要有正确的科学态度，不能故意卖弄玄虚，夸大其词，夸大脉诊的作用，这是对脉诊自我贬低，是不可取的。诊脉需要长时间的临床学习体悟，要与望、问、闻诊等相互结合，尽管也有舍证从脉之说，但多是一些临床比较特殊的病历，并不是所有的病人单凭诊脉就能定论。

今天的第四位病人，是一位糖尿病患者，原来只是陪着

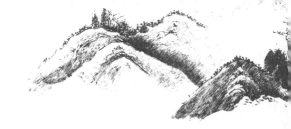

他的夫人看病，在夫人的一再劝说下，也来看看。因为他没有主诉症状，更没有三多一少症，只是血糖控制不理想，大便有些干，我给他简单号脉，就写下：脉沉细。其实一方面感觉是沉细脉，另一方面觉得糖尿病就应该见到沉细脉。路老号过脉后，对我说，你再号号右手脉。我再次仔细诊脉，心里一沉，是沉弦略滑的脉象。我如实告诉路老，只见他在病历上修改为左沉细，右沉弦小滑，并以此写下治则：健脾清热，滋阴柔肝。

处方

五爪龙 30 克	炒苍术 15 克	生山药 15 克
鸡内金 12 克	僵　蚕 10 克	竹节参 12 克
炒杏仁 9 克	炒薏仁 30 克	玄　参 12 克
黄　连 10 克	炒白芍 12 克	制首乌 12 克
旱莲草 12 克	枸　杞 12 克	鬼箭羽 12 克
地锦草 20 克	怀牛膝 12 克	

14 剂，水煎服。

路老说：诊脉一定要心静，所谓"持脉有道，虚静为保"，三部九候细细推敲体会。诊脉的关键是诊脉神，其次是脉态、脉率和脉津。

张仲景在《伤寒论·序》中说："观今之医，不念思求经旨，以演其所知，各承家技，终始顺旧，省疾问病，务在口给。相对斯须，便处汤药，按寸不及尺，握手不及足，人迎趺阳，三部不参，动数发息，不满五十，短期未知决诊，九候曾无仿佛，明堂阙庭，尽不见察，所谓窥管而已。"若用心

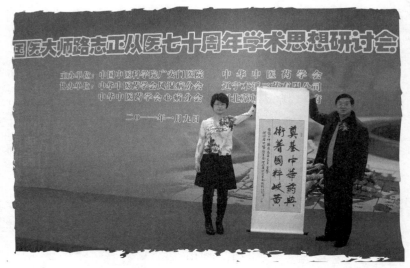

作者（左一）与其老师王九一（右一）一起为路老九十岁寿辰献字

不省，行之不慎，则难得病之玄机。我没有准确采集到临床第一手翔实的资料，直接影响辨证施治，影响效果，也是视患者生命于儿戏，今后须慎之又慎！

学中医要善悟

2009年8月4日　星期二　天气：阴有小雨

今天病人来的较平时晚，空暇之余，路老跟我们谈起了学习。

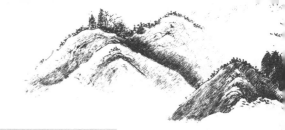

路老说：学中医犹如文火炖汤，愈久弥香，不骿急于求成，做表面文章，浮躁是学中医的大忌！多看书，多临床，多思考，是学好中医的重要方法，看书是基础，临床是关键，思考是纽带。如《易经》所言："谦受益，满招损"，要把心放下来，切忌浮躁，放下架子，扎扎实实学习。而且要善"悟"，中医讲究悟性，无论是读经典，还是做临床，要懂得举一反三。希望你们"青出于蓝胜于蓝，后学势必超前贤"。

言语之间，透露出了一位中医老人对中医现状深深的担忧以及对我辈学习的殷切期望。

今天有一位远道慕名求诊的台湾籍患者，女，74岁。患胃病多年，胃镜：十二指肠溃疡，1999年胃出血病史。刻下症：腹胀，气短，乏力，餐后2～3小时后明显，精神易紧张，手抖，四肢麻木，双膝无力，腰酸，眠浅易醒，大便成形，但进食后便急，小便微黄，形体消瘦，面色萎黄无华，舌颤，舌质暗滞，舌尖红，苔薄少津，左脉关尺细弦不及寸，右脉弦滑尺弱。治以：益气养血以荣筋，培土益肾以固本。

多看书，多临床，多思考，是学好中医的重要方法。

中医讲究悟性，无论是读经典，还是做临床，要懂得举一反三。

处方

生黄芪 18 克	丹 参 12 克	西洋参（先下）10 克
炒白术 12 克	炒桑枝 30 克	桂白芍 15 克
炒山药 15 克	莲 肉 15 克	桑寄生 15 克
炒杜仲 12 克	紫河车 10 克	炒枣仁 15 克
制首乌 12 克	娑罗子 10 克	怀牛膝 12 克
生龙骨 30 克	生牡蛎 30 克	生 姜 1 片
大 枣 2 枚		

14 剂，水煎服。

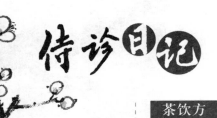

茶饮方

南沙参 12 克	竹节参 10 克	炒麦冬 10 克
石　斛 10 克	玉蝴蝶 8 克	桔　梗 10 克
甘　草 6 克	浙　贝 5 克	

7 剂，两日一剂，代茶慢饮。

　　路老说：患者久居台湾，空气湿度大，再加上脾胃虚弱，运化水湿能力下降，内湿与外湿相合，导致胃病。理应因势利导，祛湿泄浊，和降胃气，但患者身体瘦弱，年高久病，正气不足于内，且脉象尺弱无力，手颤，为气血生化乏源，筋脉失濡，治以补肝汤加味。并随口唱出："补肝汤治肝虚损，筋缓不能自收持，目暗眈眈无所见，四物酸枣草瓜宜。"

　　组方为四物汤加甘草、木瓜、枣仁、麦冬。路老则以一味丹参和白芍代四物汤养血柔肝，白术、山药、莲肉、娑罗子健脾和胃以滋化源，麦冬、石斛、枣仁、制首乌补肝血、滋肝阴，杜仲、桑寄生、紫河车、怀牛膝益肾固本。如此用药，足见路老临证重视脾胃，组方之灵巧。

学中医要心小胆大

　　中医儿科有着悠久的历史，且效验俱佳。但是近些年由于人们对中医的认识不足，加之家长对儿童的溺爱，认为服中药麻烦，太难喝，或者认为中医治疗太慢，中药汤剂在儿

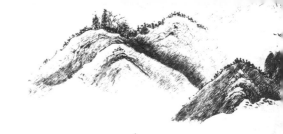

科病中的运用日渐萎缩。

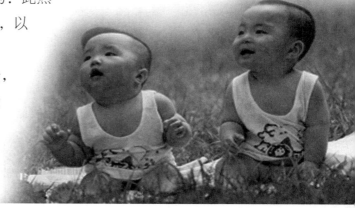

路老认为，中医治疗外感热病积累了丰富的临床经验，很多急证、热证，疗效显著，在历史记载的几次大的瘟疫流行时，中医药发挥了不可磨灭的功绩。尤其是小儿体质异于成人，中医治疗小儿热病，更有很多优势。但是要做到临阵不惊、沉着冷静应对，就要有扎实的理论功底做后盾。在读经典的同时，一定要结合临床，要善于在临床中找答案，临床中的辨证用药，无时无刻不是在经典的理论指导下进行的。

　　如今天路老跟我们讲的一个小儿病例，如果没有深厚的理论功底，是无法运用自如的。

　　一患儿高烧不退，经医院确诊为甲型 H1N1 流感，要求居家隔离治疗，家长心急如焚，深夜电话向路老询诊。路老细致询问病史。患儿高烧不退，体温 39 摄氏度，已经数日不大便。路老认为：小儿的病理特点是发病容易，变化迅速，肺与大肠相表里，"六腑以通为顺"，当务之急要因势利导，通腑泄热，以免邪热入里。家中只有开塞露，用后大便下，热势渐缓，但是咳甚。路老认为：此热在肺也。嘱用百合、鸭梨蒸服，以清肺热。次日告之：热退身凉。

　　此案患儿如若到医院诊治，势必常规做一些验血、拍片检查等，或用大剂量抗生素、大量补液等。如果按照中医观点思考，抗生素以及寒凉液体皆为寒邪，邪本在表，寒凉却反伤其里。且外感患儿邪气在表，正气抗邪于外，胃气不和，运化能力减弱，加之大量补液，不能运化反变生饮邪为患。或用激素降温，发热本是正气抗邪，正邪相争之势，此时，应鼓舞正气，祛邪于外，用激素或者人为降温，正气受阻，致使热势缠绵。即使是体温下降，很快会出现咳嗽、咳痰，或纳呆、脘胀等症。药物的作用是补偏救弊，是通过激发正气达到抗邪疗疾的目的，如果临床中不考虑患儿的个体差异以及体质特性等因素，盲目恣意大剂量用药，在治病的同时伤及正气，则会常常出现病情缠绵或反复发作，这也是如今小儿反复出现呼吸道感染疾患的一个主要原因。路老常说，医家需心小胆大，这句话在儿科病中尤为适用。

药物的作用是补偏救弊，是通过激发正气达到抗邪疗疾的目的。

自己解答疑难问题

2009 年 8 月 18 日　　星期二　　天气：晴

今天的天气闷热，到了门诊，已经有几个患者到了，其他学生还没有来，我换上工作服，开始写病历。

今天有位复诊的患者比较特殊，患者首诊主诉头发早白，路老认为是火形之质，给予益气养血，滋补肝肾，佐以清心肾浮游之火。药后睡眠改善，大便转润，面色已不浮红，近日体检发现甘油三酯偏高。路老在原方的基础上，去五爪龙、黄精、桑葚、盐知柏，加肉苁蓉、生熟地、郁金；又在茶饮方中加入郁金、白矾。

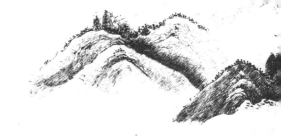

处方

黄　芪 30 克	西洋参（先下）10 克	炒麦冬 12 克
炒枣仁 20 克	生熟地各 12 克	砂　仁 8 克
生白术 20 克	桃杏仁各 9 克	当　归 12 克
侧柏叶 12 克	旱莲草 12 克	女贞子 15 克
火麻仁 12 克	制首乌 12 克	肉苁蓉 12 克
郁　金 12 克	生龙牡各 30 克	

14 剂，水煎服。

茶饮方

荷　叶（后下）15 克	竹节参 12 克	小　麦 30 克
黄　精 12 克	枸　杞 12 克	山萸肉 15 克
莲　心 6 克	郁　金 8 克	甘　草 6 克

白　矾 1.5 克（分两次冲服）

7 剂，两日一剂，水煎代茶慢饮。

　　我看了不解其意，白金丸多用来治疗精神疾患，在这里是什么用意？正在琢磨，路老说，吃上一段时间，复查血脂看看。我心想：难道是化痰浊、降脂的作用？我请教路老，路老笑而不答。我知道，路老希望我自己去寻找答案，路老经常对我们说：提出问题是好事，但是不能只是问，要先自己想想为什么，不明白查书，找资料，再不明白才问老师，这样得到的答案，一辈子也不会忘记。

　　门诊结束后，我查看《本草备要》，书中云："白矾……燥湿追涎，化痰坠浊，解毒生津，除风杀虫，止血定痛，通大、小便，蚀恶肉，生好肉，……时珍曰：能吐风热痰涎，取其酸苦涌泄也。"郁金："宣，行气解郁，泻，泄血破瘀……凉心热，散肝郁，下气破血（行滞气，亦不损正气。破瘀血，亦能生新血）。"综合自己查阅的资料，结合患者的症状，我考虑路老用白金丸中白矾咸寒软顽痰，郁金苦辛开结气，二药合用，降脂浊以轻身。且现代药理研究，白金丸确有降低血中胆固醇、甘油三酯的作用。

疗效可以说明一切

2009 年 8 月 22 日　　星期六　　天气：晴

中医发展至今，随着人们意识形态的变化，作为国学国粹，同样也面临着严峻的考验。一方面中医的生存土壤日渐贫瘠，快捷的生活方式使人们更容易接受现代医学的诊疗方式。人们对中医的认识存在偏颇，有些人盲目地认为中医无所不能，有些人则认为中医无所能，甚至极小数人竟然走到了叫嚣着要取消中医的地步。其实同现代医学一样，中医有优势也同样存在不足，所以要正确地看待它。中医发展了几千年，对国人的繁衍昌盛有着不可磨灭的贡献，其丰富的内涵等待着我们去挖掘，对于其理论也许一部分人不能完全理解，但是，疗效可以说明一切。

今天上午有位复诊的患者，一进门就高兴地说："真不愧是国医大师，别人都说，高血压病要终身服用降压药，可是连我自己都没想到，服用中药才 3 个月的时间，我停服了降压药，血压由原来的 180/120 毫米汞柱降到了 110/80 毫

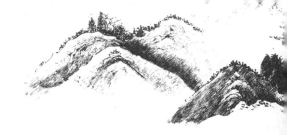

米汞柱，血压正常了，而且神清气爽，精力充沛，太感谢您了……"这位患者，男性，40岁，是某企业的负责人，平时工作紧张，压力大，生活没有规律，年纪轻轻就患上了高血压，并且常有头痛、头胀、头晕、疲劳等不适，严重影响了日常工作，服用降压药后，血压虽然能够控制在正常水平，但是头痛、头晕、乏力等症状却不见好转。除此之外，病人平素性情急躁，腰酸胀，舌体胖大，质暗，苔白腻，脉沉细。路老说：《内经》中很早就告诉我们"阳气者，烦劳则张"。患者平时工作紧张，压力大，生活没有规律，经常晚上加班加点，或饮酒应酬，使得阳气亢盛于外，不能入阴，日久损耗阴液，阴津不足于下，阳气亢张于上，出现头痛、胀晕等症。治拟：上清下滋，清补并施。

处方

葛 根 15 克	牛蒡子 12 克	蔓荆子 12 克
钩藤（后下）18 克	炒蒺藜 12 克	天 麻 12 克
僵 蚕 10 克	胆南星 8 克	桑寄生 15 克
炒杜仲 12 克	川 断 12 克	炒黄芩 10 克
生白术 15 克	豨莶草 20 克	泽 泻 12 克
生龙牡各 30 克		

14 剂，水煎服。

以此方加减进退 3 个月，终使得水火既济，阴阳和调，血压平稳。

还有一位复诊的患者，女，40岁。慢性胃炎 20 年，吃了很多的西药治疗，症状仍时好时坏。胃脘经常隐痛不适，每因生气、进食生冷、经期加重。月经前一周感觉乏力，头晕，精神差，多梦，纳可，夜尿 1～2 次，大便调，面部褐斑，舌质暗，苔薄白，脉沉细小滑。初诊治以疏肝和胃，调理冲任法。

处方

竹节参 12 克	橘　叶 15 克	青　蒿 12 克
炒黄芩 10 克	炒白术 18 克	炒山药 15 克
炒杏仁 9 克	炒苡仁 30 克	厚　朴 12 克
九香虫 10 克	砂　仁（后下）10 克	茵　陈 12 克
藿苏梗各 10 克	桂白芍 15 克	当　归 12 克
炒枳壳 12 克	生龙牡各 30 克	生　姜 2 片为引

14 剂，水煎服。

今日再诊，患者诸症若失。

这些都不得不令我们信服中医的力量，国医圣手的经验。其实作为一门医学，最大的优势就在于它的实用性，疗效就是硬道理。常听周围有这样的声音，甚则部分中医自己都在说：中医的疗效差了，中医落伍了，中医不如西医起效迅速了……如《内经》所言："言不可治者，未得其术也。"

中医治癌症应立足于人

2009 年 8 月 25 日　星期二　天气：晴

中医在治疗很多疑难病症时都有优势，比如中医治癌。清·余听鸿在其所著《外科医案汇编》中提出："正气虚则为岩"。

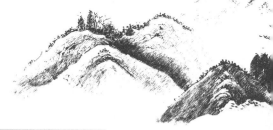

路老认为：治疗癌症重在扶助正气，提高机体的抗癌能力，调整脏腑功能，改善临床症状，提高癌症病人的生存质量，减少复发，以期带瘤延年。

今日就有这样一位复诊的膀胱癌患者，武某，男，48岁，膀胱癌发现4年，术后复发，2009年7月再次手术，并准备进行化疗。初诊时肉眼血尿，劳累后明显，尿频，口黏，口干欲饮，有时咽中有痰，面色萎黄无华，舌体稍胖，舌质暗红，苔后根黄腻，脉沉细小滑。拟肃肺益气，健脾祛湿，清热凉血为治。

处方

五爪龙30克	西洋参（先下）10克	炒麦冬12克
莲　肉15克	炙杷叶12克	功劳叶15克
炒杏仁9克	炒薏仁30克	炒山药15克
炒苍术12克	土茯苓30克	侧柏叶12克
旱莲草12克	女贞子15克	盐知柏各6克
半枝莲30克	甘　草6克	

14剂，水煎服。

茶饮方

竹节参15克	天　冬12克	炙杷叶12克
白茅根30克	生薏仁40克	荷叶（后下）15克
莲　心6克	半枝莲20克	益智仁（后下）9克
仙鹤草18克	甘　草6克	

7剂，两日一剂，水煎代茶慢饮。

二诊时血尿消失，唯有尿细涩不尽感。守方苍术改15克，盐知柏改各8克，茶饮方去半枝莲，加龙葵20克。

路老分析：癌症患者就诊时大多已经使用过放化疗，中西药物无数，正气受伐严重。此案患者虽以尿血为主症，但肾与膀胱相表里，而肺又为水之上源，脾胃素有湿热，下注于膀胱，蕴久而成积。所以方中时刻照顾脾胃，再加入适当的解毒抗癌之半枝莲、生薏仁、龙葵、土茯苓等，从而收效颇著。

路老告诫我们：病为标，人为本。中医治疗癌症或癌症术后患者，要着眼于"患病之人"，重点在于治人，多数手术及放化疗后的癌症患者体质大衰，气血津液大伤，治疗一是益气血，扶正气，二是重脾胃，攻补兼施，缓缓图治，以减少放化疗引起的副作用，减少复发。不舥只是一味地使用药理研究有抗癌作用的药物，避免盲目地过用苦寒清热解毒及猛烈攻削之品，否则胃气一败，诸药难施，使病情变得危重复杂。

治病与治人

2009年8月29日　星期六　天气：晴

今天到家后闲来无事，随手拿了一本鲁迅先生的杂文集来看。鲁迅先生早年也曾要立志成为一名医生，可是后来发现医生虽然可以治疗人的躯体，却不能改变人的灵魂。所以

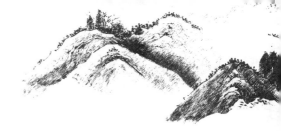

在当时动荡不安的年代毅然拿起了笔刀。在治病与治人之间，鲁迅先生选择了后者，其实真正善于治病的中医大家同样治人，甚至有的时候，治人比治病更为重要。思已至此，不禁想起了路老今天治疗的一个病人。

乔某，男，47岁，某公司经理，形体肥胖，反复出现右足踝红肿热痛，不可任地，夜间痛甚，影响睡眠，在北京中医院查血尿酸514个单位，诊断为：痛风。经中西医治疗1个月，肿痛缓解。近一周，左膝及左足踝肿痛，剧烈难忍，滑膜积液，左下肢麻木，伴有寐差，烦躁易怒，口微苦，口中热气感，纳食可，大便黏滞不爽，量少，日1次，尿热，尿量少，面色晦暗，舌胖大，舌质暗滞，苔黄厚少津，脉虚弦，尺涩。心脏支架术史半年；高血压病史2年。

路老诊后，并没有马上开处方，而是语重心长地对患者交代了很多养生调摄之法。叮嘱病人一定要清淡饮食，对于饮食要："食当熟嚼，莫强食，莫强酒……令如饥中饱，饱中饥"；饮酒要适量，酒适量饮用可以治病，但是超量饮用又可致病，如《医述》所言："若醉饮过度，毒气攻心，穿肠腐胁，神昏志谬。"而且要作息有节，适当运动。并在病历后写到：年不及5旬，高血压2年，今年因急性心绞痛而做支架术，现又发痛风，关节痹疼，宜将息调摄，辛辣高粱厚味皆为所忌。治以健脾益气，疏风祛湿，活血消肿。

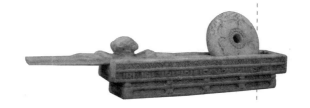

处方

藿苏梗各 10 克	炒苍术 15 克	炒防己 15 克
炒防风 10 克	生炒苡仁各 20 克	草 薢 15 克
晚蚕砂（包煎）18 克	坤 草 15 克	土茯苓 30 克
青风藤 15 克	黄 柏 9 克	豨莶草 15 克
忍冬藤 18 克	鸡血藤 20 克	川牛膝 15 克

14 剂，水煎服。

茶饮方

太子参 20 克	炒麦冬 12 克	黄 精 12 克
生谷麦芽各 30 克	石 斛 12 克	玉米须 30 克
六一散（包）20 克		

7 剂，两日一剂，水煎代茶慢饮。

诚如路老所言，该患者年不过 50 岁，可已是多病缠身，虽然长年服药但是仍不免遭受手术之苦。想想时下社会中，很多人因为富足而淫欲，生活腐化而不知节制，饮食失衡，运动减少，代谢性疾病日渐多发。《内经》云："今时之人……以酒为浆，以妄为常，醉以入房，意欲竭其精，以耗散其真，不知持满，不时御神，务快其心，逆于生乐，起居无节，故半百而衰也。"

整体观念是中医的核心内容之一，这种整体思想不但体现在人体自身的完整性，同时也包括人与其生存的社会以及自然环境的和谐统一，即"天人相应"。每种疾病的发生不是单纯意义上的偶发事件，存在着一定的必然性。有体质因素，有环境因素，甚至还有社会因素。《内经》中记述"圣人之治病也，必知天地阴阳，四时经纪"，"入国问俗，入家问讳，

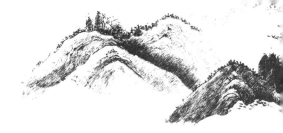

上堂问礼，临病人问所便"，正是强调对疾病的诊治，要详细了解掌握导致病人发病的社会和环境因素。也正因此，《素问·徵四失论》中说："诊病不问其始，忧患饮食之失节，起居之过度，或伤于毒，不先言此，卒持寸口，何病能中？"

路老常说："授人以鱼，不若授人以渔。"时下很多的疾病与患者的生活工作环境以及生活习惯息息相关。如现在发病率较高的高血压、高脂血、糖尿病等很多种疾病都与患者的生活习惯有很大的相关性，服药治疗也许可以治愈于一时，但未必就可以一劳永逸。如果在治病用药的同时指导患者改变不良生活习惯，很大程度上就可以减缓疾病的发生、发展。因此很多时候，医生诊治疾病的重心并不是简单机械的处方用药，而是懂得如何与患者沟通交流，善于发现引起疾病的可调控性因素，并指导患者不断调整改变，让其懂得养生健身防病的道理和方法，从而达到"不治而治"的目的。这样也更符合"上工治未病"的宗旨。

药贵中病

2009 年 9 月 8 日　　星期二　　天气：睛

中药的剂量关乎临证用药的疗效，同时也是困惑中医人的难题之一，所以素有"中医千古不传之谜在于一个量上"的说法。尽管国家药典对每种药物都限制了"有效用量"范围，但是临床中很多大夫的用药剂量也有很大的出入，有的

医生诊治疾病的重心并不是简单机械的处方用药，而是懂得如何与患者沟通交流，善于发现引起疾病的可调控性因素，并指导患者不断调整改变，让其懂得养生健身防病的道理和方法。

医生用量轻，有的医生用量重，但是临床都能获得很好的疗效。很大程度上药物的用量也体现了医生的用药特色。

路老被中医界尊称为"杂病圣手"，其临床治病用药立足脾胃，重视湿浊，善于斡旋中焦脾胃治疗疑难杂症。因此，很多人初观路老处方感觉用药平平，其实用药颇有深意，尤其是药物用量，一般大多取常规用量。路老认为，中焦不但是气机升降之枢，而且是津液运化之枢，治疗疑难重症应先守脾胃，治疗脾胃应重视气机升降，重视宣化湿浊，"治中焦如衡"，量大重剂反不宜脾胃运化。中医治病贵在一个"调"字，疑难重症犹如在乱麻团中剥丝抽茧，需细细琢磨，慢慢理顺。急于求成，不但不能速效，反有断丝之虞。因此，路老治病尤得中医"调治"之法。

今天路老治疗的一个胃病患者，其中大黄的用量很耐人寻味。

侯某，女，62岁，腹部不适10余年。10年前发现有肝内结石，渐出现腹部不适，自觉皮肤发痒，以脐周明显，食后加重。近10年自觉发痒遍及全身，部位不定，胸口、手心、脚心跳动感，晚间明显，心下不适，按之疼痛，纳可，口干苦，睡眠浅，易醒多梦，大便干，日1次，有排不净的感觉，小便可，舌体瘦，舌质红，苔黄腻，脉沉细弦，尺脉弱。胃镜检查示：浅表性胃炎，胃下垂。肝脏B超：肝内钙化灶，肝内胆管结石。辨证：胆胃不和。治拟清胆和胃，佐以通腑。

中医治病贵在一个"调"字，疑难重症犹如在乱麻团中剥丝抽茧，需细细琢磨，慢慢理顺。急于求成，不但不能速效，反有断丝之虞。

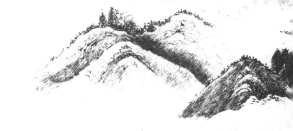

处方

青 蒿 15 克	黄 芩 10 克	姜半夏 12 克
金钱草 18 克	厚 朴 12 克	生大黄 1.5 克
炒三仙各 12 克	青陈皮各 9 克	当 归 12 克
赤 芍 12 克	黛蛤散（冲服）6 克	炒枳实 15 克
甘 草 6 克		

14 剂，水煎服。

大黄为药中"四维"之一；苦寒，归脾、胃、大肠、肝、心经；有泻下攻积、清热泻火、解毒、活血化瘀之功；生用善攻下，清热泻火解毒，酒炒后善治上焦邪热，又能活血，醋制后善于活血攻积，炭制后又能止血。《本草经疏》云："此药乃除实热燥结，下有形积滞之要品，随经随证，以为佐使，则奏功殊捷矣。"常用量 3～12 克。上述病例用药不难看出，青蒿等药物多为常规剂量，而生大黄一味用量仅为 1.5 克，小于常规用量，颇令人不解。

路老说：临床中药物的用量，关键在于"中病"。用药的目的决定了药物的用量，病重药轻自然不能获效，病轻而使用重剂也非所宜。临证药物用量是每个医生长期临床获得的实践经验，有很多个人的经验积累和特点。经典中很多医家药物的用量也不尽相同，用量轻重悬殊也较大。由于古今度量衡的差异，有些药物的用量还不甚明确，尤其是汉代仲景的药物剂量还有很大的分歧。但是仲景方书中提供了很多药物剂量方式，如麻黄汤中杏仁用 70 个，大约 25 克左右，四逆汤中附子一枚，大约 20 克左右，说明当时用量还是比较大。但是现在很多医家用小剂量的仲景方也能获得较好的疗效，这就值得思考。后世医家药物用量也很有特色。比如善治妇科的傅青主、《石室秘录》的陈士铎、崇尚脾胃的李东垣，药物用量或很重或很轻，这些都是他们用药的经验和特色。

观历代名家使用大黄，除了掌握不同的炮制外，大黄用量取决于用药的目的以及患者的病情需要。古语说"用药如用兵"，运用大黄，不要为其泻下攻积作用所囿，在很多疾病中用大黄，是借用了其攻积迅猛之力。如用来治疗泌尿系结石急性疼痛期，就可以用大承气汤加乌药、金钱草、制乳没、萹蓄等，此时大黄要后下，用量一般在 10 克左右，以泻下 2～3 次为度，结石多能在 2～3 天内排出。胆囊结石急性疼痛时用大柴胡汤加金钱草、鸡内金、广木香、元胡等，大黄用量也在 10 克左右，亦以泻下 2～3 次为度。对于慢性结石，大黄用量也在 10 克左右，但是一般大黄不用后下，与药共煎即可，这样一般不会出现腹泻情况，而仅取大黄攻积祛邪之用。至于急性泌尿系感染用八正散，可以加大黄清热泻火解毒，妇女痛经中肉桂、桂枝、大黄同用取温通逐瘀之意，并需配合活血之品，上述两种情况就不是用大黄泻下的作用。此病人年过六旬，体质少亏，且有胃下垂病史，用小量大黄为佐使，意在用大黄导浊气下降，顺其胃气，因此仅用 1.5 克，若大量泻下反不宜病。

"药贵中病"，路老一句话点破用药的原则。临证药物用量与很多因素有关，包括病人的体质、生活的环境、疾病的轻重缓急以及药品的质量等等，尽管如此，临床中具体到药物运用与医生的用药特点也有很大的关系，包括每个人对疾

临床中药物的用量，关键在于"中病"。

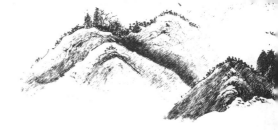

病的理解以及对中医理论的领悟的差异，都会对药物的用量产生影响。药物剂量的不确定性并不能说是一种临证用药的随意性，而是中医大夫长期临证实践的积累，也正是中医的奥妙所在。

路老的这些学术思想，对我产生巨大影响，并直接体现在临床。

如经我治疗的一位患者史某，男，60岁，2009年6月6日初诊。呃逆4个月，在当地服用中药以及输液治疗不瘥来诊。观病人形体肥胖，面色红润，闻其呃声连连不能自止，伴有气短胸闷，舌质红苔薄黄，脉虚滑。观前医用方旋复代赭汤、半夏泻心汤、丁香柿蒂汤等，似也对证，何以不效？病人形体肥胖，胖人多痰湿，胖人多虚，故脉见虚滑，面色红润，舌苔薄黄，内兼有热。虚寒湿热互见于中焦，清浊不分，升降失常，小其制以斡旋之，重剂则不当病。

处方

人　参 3 克	丁　香 3 克	吴茱萸 5 克
黄　连 3 克	代赭石（先下）10 克	姜半夏 10 克
甘　草 6 克	生　姜 3 片	

3 剂，水煎服。

药后来诊，言一剂药后呃逆即戛然而止。病人虚实寒热互见于中焦，升降失常则呃逆频作，虚为本，实为标，大剂降逆化湿则正气虚馁无力助药，大剂扶正则湿浊更张，唯小其制和解之。药物用量，中病即其制，病重药轻，病轻药重皆非其制也。

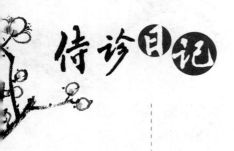

医贵辨，药贵优

2009 年 9 月 12 日　星期六　天气：晴

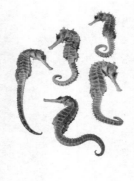

　　中医治病讲究道地药材，也就是说药品的质量很重要。但是中国地域广阔，中药品种繁杂，不但有名同功异者，而且地域、气候差别也影响药物的药性、药效。近些年，随着中药的需求量日益增加，个别药商为了一己薄利在药品的流通中以此充彼或者以次充好，导致药材市场混乱，直接影响临床疗效，甚至危及生命，临床使用时需详加辨明。如我们常用的药物木通，为川木通，而今人常常以关木通代之。关木通，马兜铃科属，有肾毒性，含有马兜铃酸，前些年因滥用导致药物性肾衰的病案时有发生，在国内外造成不良影响。而川木通是毛茛科属，无肾毒性。古代用的都是川木通，从未发生过不良反应。今天有位复诊患者，就是因为长期服用关木通，导致肾功能不全就诊的。

　　患者伊某，女，42 岁，6 年前因角膜炎持续服用含有关木通的中药 3 个月，出现药物性肾功能不全，经中西药物治疗，病情稳定。1 月前突然出现右眼疼痛，视物模糊，视力下降，并伴有疲乏，头晕，面色萎黄，神气不足等症。血压160/100 毫米汞柱。北京同仁医院诊为：右眼视乳头水肿。辨证：脾虚湿浸，肝肾阴虚。治法：益气健脾，滋补肝肾。

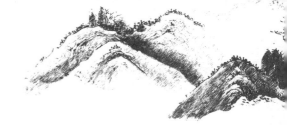

处方

五爪龙 30 克	西洋参（先下）10 克	生白术 15 克
炒白术 15 克	炒山药 15 克	莲　肉 15 克
桑寄生 15 克	炒杜仲 12 克	旱莲草 12 克
女贞子 15 克	金蝉花 12 克	僵　蚕 10 克
生麦芽 30 克	生谷芽 30 克	建　曲 12 克
益母草 15 克	首乌藤 15 克	怀牛膝 12 克
14 剂，水煎服。		

茶饮方

生黄芪 20 克	竹节参 12 克	大黑豆 30 克
绿豆皮 15 克	生薏苡仁 30 克	炒薏苡仁 30 克
枸　杞 12 克	玉米须 30 克	白茅根 30 克
7 剂，两日一剂，代茶慢饮。		

今日复诊，患者上方连续服用 1 个月，右眼视力基本恢复，体力渐充。唯纳后脘胀，血压不稳，舌质紫暗，有瘀斑，苔薄白，脉细滑。前方去金蝉花、生谷麦芽、建曲，加炒三仙各 12 克，砂仁（后下）10 克，石见穿 15 克，以醒脾和胃消胀；茶饮方去竹节参，加荷叶（后下）15 克，豨莶草 18 克，以升清降浊，继服 14 剂巩固疗效。

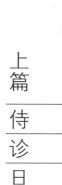

医生贵在辨证施治精准，而药物贵在品质优良道地。

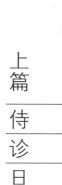 **路老说**：作为一个临床中医大夫，临证精于辨证用药是尤为重要的。但是仅仅如此并非就可以效如桴鼓，药品品质优劣，药材道地与否，更是关系到临床疗效的至关因素。所以医生贵在辨证施治精准，而药物贵在品质优良道地。

　　近些年由于药品需求量增大，中药材的规模化生产以及流通使品质优良的道地药材日益短缺。同时，中医界对中药材的辨识能力、传统的炮制手段也日渐下降，这是很值得担忧的事情。现在的很多中医大夫重医轻药，只重视临床对疾病的辨治而忽视了对药物的全面掌握，对于中药材的品质优劣更是茫然不知。这与以前的中医学习有很大的不同。以往的中医学徒，都是从司药开始的。在长时间的中药炮制调剂过程中，对每味中药日日把玩，烂熟于胸，自然而然地掌握了药性功能主治、炮制以及药物的真伪优劣鉴别等。现在由于中医体制的变化，中医临床与药剂调配各成体系，不但中医学生很少接触中药调配，而且不少中医大夫也很少有机会接触中药，对中药最基本的性味、归经、功能主治、有毒无毒虽能掌握，但是对药材的品质优劣、真假鉴别等却知之甚少，这无疑是中医发展的一种遗憾。如本案患者，用木通清心泻火本没有错，但用了关木通，又连续服用3个月，出现肾功能损害的不良反应。而其中的诸多原因，药品的流通环节，药材调配的现行体制也难辞其咎。

白术：生用通便，炒用健脾

2009 年 9 月 15 日　　星期二　　天气：晴

　　路老博学广文，善于吸取各家之长，尤其对中药的药性功效认识更是宽泛灵活。

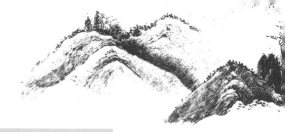

路老常说：中医大夫不但要善诊善治，而且要善于识药用药，尤其是对药物炮制前后作用所产生的差异更应了如指掌。

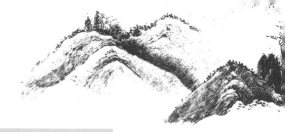

如路老在临床上运用白术，或生用，或炒用，或炒焦用，非常灵活。尤其是治疗便秘，善用生白术。

白术用治便秘首见于《伤寒杂病论》，论中第174条原文："伤寒八九日，风湿相搏，身体疼烦，不能自转侧，不呕不渴，脉浮虚而涩者，桂枝附子汤主之。若其人大便硬，小便自利者，去桂加白术汤主之。"自此以后，历代医家对白术通便皆有论述。如《本草通玄》则云："补脾胃之药，更无出其右者，土旺则清气善升，而精微上奉；浊气善降，而糟粕下输。"《本经逢原》也认为："白术甘温味厚，阳中之阴，可升可降，入脾、胃二经……白术得中宫冲和之气，补脾胃药以之为君，脾土旺则清气升而精微上，浊气降而糟粕输。"《本草思辨录》中则专门对《伤寒论》174条作了详尽的解释："或谓如大便硬何？曰：小便数者，大便必硬，此小便自利，即小便数也。皮中之水不当留而留，水府之水当留而不留，脾不举其职，而肠胃与膀胱之传化乖矣。去桂加术，则小便节而本有之津液不随之而亡，亦脾职复而后至之津液可由是而裕；水湿外除，津液内蒸，谁谓白术之加，不足以濡大便哉？"上述皆对白术治疗便秘作了论述，但是都没有论及白术是生用还是制用。路老认为，生白术甘而柔润，健脾益气，升清降浊，且无伤阴之弊，为通便之良药，故通便多用生品。炒制后温燥之性增加，健脾化湿之力增强，常用于脾虚湿盛或者脾虚泄泻。由此也足见生炒炮制之异对药物功效的影响。

上篇 侍诊日记

生白术甘而柔润，健脾益气，为通便之良药；炒制后温燥之性增加，健脾化湿之力增强，常用于脾虚湿盛或脾虚泄泻。

53

　　如治疗患者边某，女，50岁。习惯性便秘20年，进行性加重，每晚灌肠行便，如隔日一次灌肠则大便干硬秘结如球。多发性口腔溃疡，纳可，眠不实，多梦，平素喜时辛辣，生冷，舌体胖，质暗滞，苔薄黄，脉细滑，重按无力。治法：健脾益气，养血润肠。

处方

五爪龙 30 克	西洋参（先下）10 克	生白术 20 克
炒山药 15 克	莲　肉 15 克	炒杏仁 9 克
炒薏苡仁 30 克	生谷芽 30 克	生麦芽 30 克
炒神曲 12 克	厚　朴 12 克	竹半夏 10 克
鸡内金 12 克	火麻仁 12 克	肉苁蓉 15 克
生首乌 12 克	炒莱菔子 15 克	炙甘草 6 克

14 剂，水煎服。

　　今日复诊：患者服药后大便转润，1～2日一行，但停药复故。上方薏苡仁易为桃仁9克、生白术改为30克，续进14剂收功。

临证需防多药伤胃

2009 年 9 月 19 日　　星期六　　天气：晴

　　路老不但善于调治脾胃，而且对临床中过度用药导致"多药伤胃"的情况很重视。

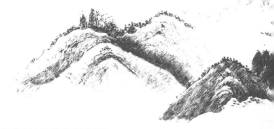

路老认为治病不但要辨证准确，药证相合，而且应时时顾护胃气，脾胃不但是气血津液之化源，同时又是药物吸收发挥作用的场所和保证。因此临床用药，宜灵动，防壅滞，组方宜精简，忌庞杂，一旦伤及脾胃，不但影响药物的吸收，不利于原发病的治疗，同时也增加病人的痛苦。如此药患相失，药胃违和，是违背临床治疗原则的。尤其是对于老年人以及慢性虚损性病人，脾胃功能多已虚弱，临证用药更宜顾护胃气为先。

因此，路老主张临证用药同饮食一样，应该适当、适时、适量，即使是大病重疾，用药也应该循序渐进，首顾胃气，脾胃有病者调理脾胃为先，脾胃无病者以防伤胃为务。

如今天诊治的病人杜某，男，45岁，患者4年前因暴饮暴食后出现胃脘部不适，泛酸，纳食尚可，后体重逐渐下降约30斤。现症见：胃脘胀，消谷善饥，食多则胃脘痞满不适，胃酸，进生冷硬物则肠鸣，口干多饮，善怒易惊，眠浅易醒，腰酸，背沉，大便日一行，小便时黄，偶有尿痛感，形体消瘦，面色少泽，舌体略胖，质暗滞，苔薄黄，根部苔厚，脉细弦。曾做多种检查，排除糖尿病、甲亢、肿瘤等疾病。反复服药治疗，病情迁延不愈。路老分析：胃病既久，不宜骤补大泻，以养胃为旨，仿资生丸意进退。

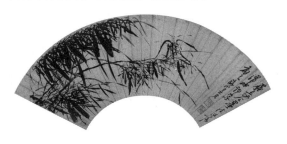

临证用药同饮食一样，应该适当、适时、适量，即使是大病重疾，用药也应该循序渐进，首顾胃气，脾胃有病者调理脾胃为先，脾胃无病者以防伤胃为务。

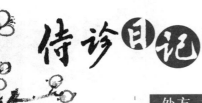

处方

太子参 12 克	生白术 12 克	生山药 15 克
莲　肉 15 克	炒扁豆 10 克	石　斛 12 克
生谷麦芽各 18 克	炒神曲 12 克	鸡内金 10 克
五谷虫 10 克	胡黄连 6 克	茵　陈 12 克
八月札 10 克	甘　松 6 克	甘　草 4 克

14 剂，水煎服。

本案患者因暴食伤胃，日久失于调治，导致脾虚而胃滞，实乃虚实夹杂、寒热并见之证。

路老分析"胃病既久，不宜骤补大泻，以养胃为旨"实乃治疗久病体弱、胃病久伤等病症的经验之谈。

今天还有一个复诊的老年患者，路老治疗思路以及临床用药取舍法度亦值得学习。

患者男，81 岁，胃脘胀痛 8 年，每于饮食不当时诱发，未经过特殊治疗，病情逐渐加重。5 年前又出现胸痛，并牵扯到肩背、左上臂，每于寒冷、饮食不当诱发或加重，伴有烧心，乏力，汗出，眠差，双手不自主颤抖，小便微黄，大便略干，2～3 日一行，面色晦暗，舌体消瘦，舌质紫暗，舌苔略厚腻，脉寸关虚滑，尺脉细弱。帕金森病史 5 年，前列腺肥大、慢性气管炎、胆囊炎病史。心电图：冠心病，房早，偶发室早；胃镜示：食道炎，浅表萎缩性胃炎，十二指肠球部腺体增生。路老看过病历，略微沉思，然后写到：拟健脾益气和胃，化浊通便。

"胃病既久，不宜骤补大泻，以养胃为旨"实乃治疗久病体弱、胃病久伤等病症的经验之谈。

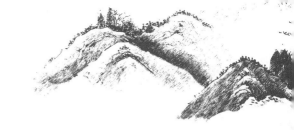

处方

五爪龙 20 克	太子参 12 克	姜半夏 10 克
炒杏仁 9 克	炒薏苡仁 30 克	厚朴花 12 克
苏荷梗各 12 克	佩 兰 10 克	砂 仁（后下）8 克
黄 连 6 克	杷 叶 12 克	茵 陈 12 克
生谷麦芽各 30 克	炒神曲 12 克	炒娑罗子 12 克
炒莱菔子 12 克	炙 草 6 克	生 姜 2 片为引

14 剂，水煎服。

今日复诊，患者服药 14 剂，胃脘胀痛、胸痛均有所减轻，食欲渐开，大便已不干，舌质暗，苔薄白，腻苔渐退，脉虚弦。路老按语：即见效机，守方缓图。上方去佩兰、生谷麦芽、神曲、炒莱菔子，加石斛 15 克、枳壳 10 克。继续调理巩固。

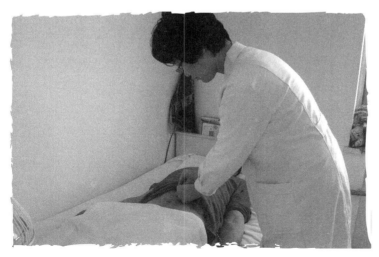

作者在为患者针灸

病人走后我请教路老，患者不但素有胃病，而且还患有冠心病、帕金森等病，为何用药仅取中焦脾胃而不顾其余？

路老说：脾胃是人立身之本，对于素有胃病的老年患者，津液气血乏源，自然常常多病缠身。此时辨证用药要紧守脾胃，调中焦而达五脏。且用药宜轻灵流动，切不可一味为了面面俱到而盲目堆砌药物，否则中焦一败，诸症难旋。

游于方之中，超乎方之外

2009 年 9 月 22 日　星期二　天气：晴

跟路老学习这么久，很少见他用固定的成方，诊病用药，多是在诊断后注明病因病机、治则治法，然后依证书方。今天有一病人则几乎用了甘草泻心汤与白头翁汤原方，不免觉得有些意外。

王某，男，38 岁，患白塞病 19 年。1990 年始发口腔、外阴溃疡，经西医诊断为：白塞病。曾用冰硼散、锡类散等治疗，症状时轻时重，经常腹泻、腹痛。结肠镜示：回盲瓣处多发溃疡，性质待定。现症见：下唇溃疡，口腔内肿胀，外阴部溃疡，时有腹痛，大便不爽，大便后段见脓血样便，有后重感，纳食可，面色晦暗不泽，舌体胖，齿痕，舌质淡红，苔薄黄，脉沉弦小滑。路老分析：此证系中医之狐惑病，治以辛开苦降，寒热并用，内外同治。

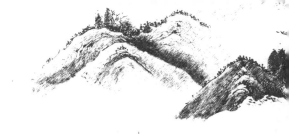

处方

黄　连 10 克	姜半夏 10 克	干　姜 10 克
黄　芩 8 克	黄　柏 8 克	白头翁 15 克
秦　皮 10 克	白　芍 15 克	炒防风 10 克
败酱草 12 克	乌　梅 10 克	广木香（后下）9 克
炒枳壳 12 克	甘　草 10 克	

14 剂，水煎服。

外洗方

马鞭草 20 克	苦　参 12 克	蛇床子 12 克
当　归 15 克	黄　柏 12 克	槐　花 12 克
制乳没各 6 克	生炙甘草各 10 克，	

水煎先熏后洗阴部，用一棉棒，外裹纱布如球状，蘸药外洗，再以温开水洗净，蘸取锡类散少许，敷于阴部溃疡处，注意烫伤及清洁保养，日 2 次。

闲暇时冒昧进问，路老微微一笑说：有是证用是方。徐灵胎云："一病必有一主方，一方必有一主药"，但是"一病必有一主方"之"方"未必就一定要是定方、成方、死方。证为本，方为末，方随证立，方随证变。有些人善于用成方加减变化，有些人习惯依据辨证组方原则自行组方，这与个人的用药经验和习惯有关，只要辨证用药准确，临床都是可行的治疗方式。

路老告诫我们：初学中医者，应熟记方剂的药物组成、临床适应证（即方证）、药物配伍法度、君臣佐使等，做到心中有数，并不断揣

> "一病必有一主方，证为本，方为末，方随证立，方随证变。

摩玩味，推之临床，"有是证用是方"只是一种模式，在某些情况下，也是一种束缚。临证用方首重辨证，用成方加减又需辨方证。学方的目的不只在于记方，而是要掌握组方的规矩、配伍变化的方法。随着临床经验的不断积累，所学知识逐步升华，又应做到心中无方。无方方舷无拘束，无方方舷于万千变化的疾病中而游刃有余。无方并不是无法度，无规矩，诚如古人所说：游于方之中，超乎方之外。这是学医者的最高境界。

信哉斯言！

不效守方与效亦更方

2009 年 9 月 29 日　　星期二　　天气：晴

中医有句话叫"效不更方"，但是路老今天有个复诊的病人，却是"不效守方"治疗，效果反而渐见，而第三次复诊时，虽然患者服药后疗效渐见，而路老却又改弦易辙，"效亦更方"。颇值警示。

陈某，男，29 岁，白塞病。反复口腔溃疡 8 年余，生殖器溃疡 3 年余，确诊为白塞病，间断用泼尼松、环磷酰胺等激素和免疫抑制剂治疗，后因白细胞减少停用环磷酰胺，仍口服泼尼松，15 毫克 / 日。3 个月前出现咳嗽，去阜外医院检查为主动脉大量偏心性返流，二尖瓣少量返流。现症见：患者面色萎黄，乏神，下唇干起皮，上唇内侧有一溃疡面，心慌、心跳明显，饮食可，睡眠佳，大小便正常，舌质红，

（侧栏）

学方的目的不只是在于记方，而是要掌握组方的规矩、配伍变化的方法。

随着临床经验的不断积累，所学知识逐步升华，又应做到心中无方。无方方能无拘束，于万千变化的疾病中而游刃有余。

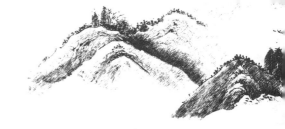

苔黄腻，脉虚弦而躁疾。辨证：气阴两虚，心脾失调。

处方

太子参 15 克	南沙参 12 克	黄　精 10 克
丹　参 12 克	炒柏子仁 18 克	玉　竹 10 克
茯　苓 20 克	炒山药 15 克	莲　肉 15 克
白　芍 12 克	石　斛 12 克	旋覆花（包煎）10 克
炒三仙各 12 克	佛　手 9 克	葶苈子（包）10 克
炙甘草 6 克		
14 剂，水煎服。		

二诊：服上药后诸症无明显改善，现双侧颊部又生口疮，面部及背部散发毛囊性丘疹，于阜外医院服地高辛、氯化钾、螺内脂等治疗心脏病的药物，心悸较前好转。自行去阜外医院检查：认为主动脉受损，关闭不全，可能与白塞病有关，仍建议先服中药治疗，待溃疡改善，再行心脏手术治疗。诊后二便调，纳可，舌淡，质紫暗，苔白稍腻，脉虚弦。

路老分析：狐惑病气阴两虚多年，见效很难，宜缓缓调之，仍依上方出入。

处方：上方去炒山药、旋复花，加生山药 15 克，五谷虫 10 克。另嘱以冰硼散 1 瓶、锡类散 1 瓶，和均，先漱口，再将药粉涂于口疮上，日 3 次。

今日三诊：服上药后诸症明显改善，停药后又起口疮，舌尖及下唇又见溃疡，背部及面部散发毛囊性丘疹，心悸改善，纳食可，舌质红，苔薄白稍腻，二便调，脉虚弦。路老分析：前用益气养阴安神之剂，心悸等症得以减少好转，而口疮仍反复发作，拟先以半夏泻心汤与泻黄散化裁。

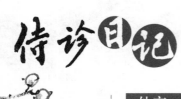

处方

太子参 12 克	南沙参 12 克	丹 参 15 克
藿荷梗各 10 克	焦栀子 8 克	生石膏（先下）20 克
炒防风 10 克	姜半夏 10 克	炮 姜 10 克
黄 连 6 克	丹 皮 10 克	石 斛 12 克
炒枳壳 12 克	甘 草 8 克	

14 剂，水煎服。

外洗方

马鞭草 30 克	苏 木 30 克	吴茱萸 8 克
川 椒 6 克	槐 花 10 克	

水煎泡脚，先熏后洗。

本病人首诊用益气养阴法病无改善，但是二诊处方仅仅做了微调却效果显现，三诊见效后依据常理应该效不更方，但是路老的治法用药却又改弦易辙，出人意料。有学生请问。

方以证出，证变则方变，证不变则方宜守。

路老解释说：方以证出，证变则方变，证不变则方宜守。尤其是一些慢性疑难病症，注注病程迁延，治疗棘手，为医者忌急于求成而频换方药，病家亦忌因病情不减而数更医工。需知冰冻三尺，非一日骈融，水滴石穿，非一日之功，宜应坚持一个守字，而不宜乱事更张。遇有兼症，则在大法之下随症增减一二味，灵活而施，久必见功。至于三诊时效后改方，是因为在慢性病治疗中侧重点不同，早期患者气阴两伤导致的心悸、心慌等症尤为突出，所以治疗用药侧重于益气养阴。三诊时患者心悸气短明显缓解，而口腔溃疡却反复发作，此时病机侧重于湿热内蕴中焦，且兼有下趋之势，故用药以清化湿热升清降浊之法。

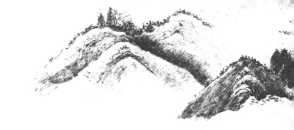

听路老之言，茅塞顿开。

疑难病从调理脾胃入手

2009 年 10 月 7 日　星期三　天气：晴

路老素以善治各种疑难病症闻名，在各种疑难病的治疗中尤其重视调理脾胃。他对周慎斋"诸病不愈，必寻到脾胃之中，方无疑是，何以言之？脾胃一虚，四脏皆无生气，故疾病日久矣。万物从土而生，亦从土而归，补肾不如补脾，此之谓也，治病不愈，寻到脾胃而愈者颇多"之说颇为赞许。

路老认为："人身以胃为总司，其用繁杂，其位重要，凡内外诸病无不归之于胃。"凡是疑难重病或者慢性虚损病人，脾胃功能多已虚弱或胃气大伤，脾主运化，胃主受纳，二者又是治疗用药，药物吸收运化发挥作用的途径。因此，保证脾胃功能正常往往是疾病治疗的关键，所以临床对于各种疑难病、慢性病重视从脾胃入手。

今天有一位来自河南的患者，慕名专程来找路老看病。患者面色灰暗，青黄少泽，形体消瘦，贫血貌，两目乏神，白睛轻度黄染，一看就是重病，我不敢怠慢，仔细询问病史。主诉：2008 年秋患感冒、咳嗽，经治疗缓解后出现四肢无力，纳呆。胃镜示：慢性浅表性胃炎，十二指肠溃疡，反流性食道炎。伴有失眠多梦，夜尿频，舌体略胖，质暗滞，苔薄黄，脉虚弦小数。1989 年因流行性出血热引发肾功能不全史；素有贫血病史；血沉 86 毫米 / 小时；C 反应蛋白增高；尿中见酮体。我怀疑是慢性肾病，但是没有见到明确诊断，看后比较头痛，感觉症情复杂，涉及多脏腑，虚实兼见，寒热错杂，不知道从何下手，孰轻孰重，是应该先调脾胃，还是先治肾。路老一边诊脉，一边看着病人面色、神态，然后写出治法：疏肝和胃，运脾益肾。

处方

五爪龙 30 克	西洋参（先下）10 克	竹节参 12 克
青　蒿 15 克	郁　金 12 克	炒苍术 12 克
炒杏仁 9 克	炒薏仁 30 克	当　归 12 克
桂白芍 12 克	炒三仙各 12 克	石　斛 12 克
制鳖甲（先下）15 克	山萸肉 15 克	芡　实 12 克
怀牛膝 12 克	生龙牡各 30 克	

14 剂，水煎服。

茶饮方

竹节参 12 克	黄　精 12 克	炒苡仁 30 克
八月札 12 克	玉米须 30 克	莲　须 8 克
生谷麦芽各 30 克	佛　手 9 克	枸　杞 10 克

7 剂，两日一剂，水煎代茶慢饮。

　　本方与茶饮方配合，从肝脾肾入手，扶正祛邪，考虑到患者病程较长，且素有胃疾，恐不胜药力，所以又多加和胃运脾之品。观路老遣方，用药平和，照顾全面，不愧被中医

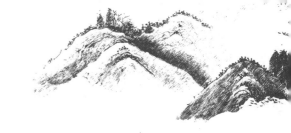

界称为"杂病圣手"。

另一患者，周身乏力 2 年余。患者为武术教练，自觉运动过量，长期居住潮湿之地，感受湿气，渐觉胸闷气短，口干，畏寒，头晕，排尿无力，大便黏滞不爽，日 3 次，面色灰暗如垢，舌质暗，舌体胖，齿痕，苔薄白，脉弦滑小数。西医检查：逼尿肌无力。路老让一位学生书方，学生认为证属脾虚气陷，湿浊阻遏，清阳不升，给予张锡纯升陷汤加减：

黄芪 30 克，知母 10 克，柴胡 15 克，升麻 10 克，麦冬 10 克，瓜蒌 15 克，薤白 15 克，黄连 8 克，泽泻 15 克，土茯苓 20 克，太子参 20 克，生龙骨 30 克，甘草 6 克。14 剂，水煎服。

路老看后说：方子思路正确，但是有些药物需要调整。其一：柴胡起到升提中气的作用，用量过大，改为 6 克；其二加竹半夏 12 克，豁痰燥湿，并与瓜蒌、黄连，共同组成小陷胸汤，与瓜蒌、薤白共同组成瓜蒌薤白半夏汤宽胸宣痹，化浊降逆，俾胸阳得展，阴霾自散；其三，加炒枳实 15 克，行脾滞，导湿滞下行，浊降清始升。虽然简短几句话，使这张处方灵活了许多，流动起来，补而不滞，令我受益匪浅。

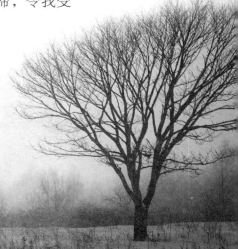

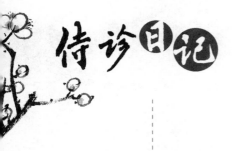

复杂证候宜从简缓调

2009 年 10 月 10 日　　星期六　　天气：晴

　　虽然自己在临床已工作了多年，但是仍然会遇到很多棘手的问题。比如临床常常可以见到很多复杂的病症，这样的病人不但病程长，而且病机复杂，难以速效，我在面对这样的病人时往往无从下手，既想面面俱到，又怕顾此失彼，用药也常常朝令夕改，不得法度。今天见到路老治疗的一个类似的病案给了我很大的启发。

　　蒙某，女，39 岁，已婚，从事电脑工作，1995 年起开始感觉疲倦，无力，纳呆，脱发，进行性消瘦，至 1996 年渐出

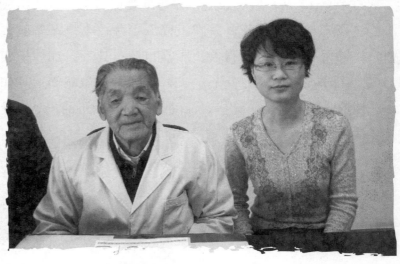

作者（右一）与路志正教授（左一）在三知堂合影

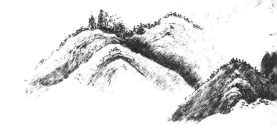

现四肢关节痛，手背肿，诊断为干燥综合征；1997 年又诊断为系统性红斑狼疮，肺 CT 显示肺内空洞，确诊为淋巴间质性肺炎；2000 年 1 ～ 4 月又发干咳、肺炎，诊断有肺动脉高压；超声检查示少量心包积液；2002 年 3 月做肺活检示：严重弥漫性炎症，肺纤维化严重；2005 年 1 月行自体干细胞移植，效果不理想。刻下症：动则气短，心悸动不安，喘息，微咳，纳后加重，咳吐白黏痰，量少，睡眠差，经常烦躁，周身乏力，头晕头痛，口咽干，进干性食物困难，脱发，畏寒肢冷；月经 3 月未至，白带少，阴道干涩，时痒，二便调；望之形体消瘦，体重 88 斤，周身皮肤干燥、晦滞无泽，口唇紫绀，目巢晦暗，两颧黄褐斑，手足青至节；舌体胖大，舌质紫暗且嫩，多不规则裂纹，脉细微小数。路老分析：病程久延，既有气阴不足，又有阳虚之候，宜益气养阴，清金宁神。

处方

南沙参 12 克	西洋参（先下）10 克	麦 冬 10 克
功劳叶 15 克	黄 精 10 克	百 合 12 克
橘 络 10 克	葶苈子（布包）12 克	桃杏仁各 10 克
生谷麦芽各 20 克	炒神曲 12 克	旱莲草 12 克
女贞子 15 克	生龙牡各 30 克	

14 剂，水煎服。

茶饮方

太子参 12 克	生黄芪 18 克	当 归 10 克
夜交藤 15 克	绿萼梅 9 克	玫瑰花 9 克
紫河车 9 克	炙 草 10 克	

7 剂，两日一剂，代茶慢饮。

等路老看完病人，我请教路老：像这类的病人，不但病程久，而且症状繁多，五脏六腑都受到了影响，临床如何经行诊治？

路老微微一笑，说道：辨证！我又问：像这类的病人多是复杂证候，并非单一见证，又该如何处理？路老顺势看了我们一眼，说：首抓主症，再辨主证！复杂证候要从简缓调，从简缓调就要善于抓主要病机，抓住了主要病机，也就是抓住了病的根本。复杂问题简单化，是思辨之后的治疗方法，而不是盲目草率的简单化，也就是说从简缓调就是从本缓调。

听到这里不禁茅塞顿开。

> 路老认为复杂证候宜抓住主证，从本缓调，也不能急于求成。脾胃为后天之本，人以胃气为总司，其用最繁，内外诸疾，无不归之于胃。因此，治疗复杂顽疾，应立足脾胃，抓住要点，要有方有守，不要为求速效而频频改方，用药只要辨证准确，就要在一个"守"字上下工夫。

上述病案从病史和症状不难看出，病人心、肝、脾、肺、肾五脏俱已受累，孰重孰轻，孰先孰后，甚是胶着，路老正是本着复杂证候从本缓调的原则，立足脾胃，益气养阴，肃肺生金，并配合茶饮方，以缓治缓。用药思路明确，纲举目张，复杂之证，治法一目了然。

复杂证候要首抓主症，再辨主证！治疗要从简缓调，善于抓主要病机，从本缓调。

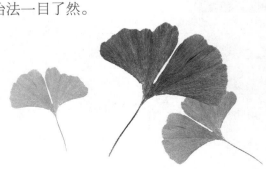

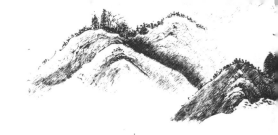

执中致和，以平为期

2009 年 10 月 13 日　　星期二　　天气：晴

中医学是中国传统文化的重要组成部分，但是为何称之为"中医"，则较少考证。早在《后汉书》中有"诸病不治，常得中医"的记述，这可能是能找到的最早的关于"中医"的记载。

其实在传统思想观念中，"中"是一种最理想的状态，也是中国传统文化的一种很常用的思维方式，即"中和"思维。中医认为"阴平阳秘，精神乃治"，阴阳失"中"则失和，而调治之法就是补偏救弊，调理阴阳以"执中致和"。所以中医治病常被叫做"调治"，因为其最大特点就是通过调理气血阴阳，纠偏执中，以达到治病强身的目的。而调治之法，不一而足，可谓是中医学的精髓。所谓善诊者未必善治，即此谓也。

今天路老看了一位高龄患者，赵某，女，81 岁，患糖尿病 9 年。近期出现双下肢发凉，足趾麻木、刺痛，伴有腰痛，口干渴，饮入即尿，汗出，失眠多梦，耳鸣，情绪低落，大便溏薄不爽，舌体胖大，舌质暗红，脉沉弦细，双侧趺阳脉减弱。路老一边询问病情，一边自言自语道：饮入即尿，脚凉，麻木，情绪低落，大便溏薄，一派阳虚之象。说到这里，我想，路老可能会用阳和汤之类温阳通络的药物，正猜想着，路老写下治则：益气养血，温补脾肾。

处方

生黄芪 15 克	炒麦冬 12 克	黄 精 12 克
五爪龙 30 克	五味子 6 克	当 归 12 克
桂 枝 5 克	赤白芍各 12 克	通 草 10 克
生山药 15 克	制首乌 12 克	炒白术 12 克
红 花 10 克	鸡内金 12 克	石 斛 12 克
怀牛膝 12 克		

14 剂，水煎服。

看处方后，我百思不得其解，明明是说阳虚，为什么用药却以益气养阴为主，唯一有温阳作用的桂枝只用 5 克，正想着，有一位学生已经按捺不住，先问了。路老说：这个病人已经 81 岁高龄，患糖尿病 9 年，是气阴两虚日久，阴损及阳，高龄患者久虚不能峻补，须益气养阴，佐以温通，缓缓图之，不能用味厚纯阳之品，否则耗伤气阴。

《内经》云："气味辛甘发散为阳，酸苦涌泄为阴……气薄则发泄，厚则发热。"如果用附子、肉桂、鹿角等气味俱厚者，势必耗损气阴，不胜药力，而反出现不适症状。所以用益气养阴为主，少佐以温通之桂枝，通行表里，燮理阴阳，使气血充盛，阳气自复。

另一位患咳喘的女患者，年龄 41 岁，咳喘反复发作 38 年。病人 3 岁时患肺炎开始，反复感冒，并诱发咳喘，平时说话气促，劳累后胸闷气短，腹胀，大便黏滞不爽，面色淡白，舌体瘦，边有齿痕，色暗红，尖部有瘀点，脉沉弦。路老拟定治法：益气养阴，理脾和胃，佐以升清降浊。

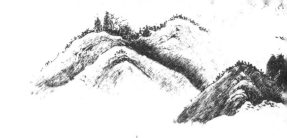

处方

太子参 15 克	功劳叶 15 克	桔 梗 10 克
炙杷叶 12 克	炒杏仁 10 克	炒薏仁 30 克
百 部 12 克	前 胡 12 克	葶苈子（包煎）15 克
炒山药 15 克	生谷麦芽各 30 克	建 曲 12 克
炒白术 12 克	茯 苓 30 克	娑罗子 12 克
炮 姜 6 克	炙 草 8 克	生姜一片为引

14 剂，水煎服。

茶饮方

西洋参（先下）8 克	炒麦冬 12 克	浙 贝 8 克
蝉 衣 10 克	僵 蚕 10 克	炒白芍 12 克
甘 草 6 克	生姜 1 片为引	

7 剂，两日一剂，水煎代茶慢饮。

路老说：患者罹患咳喘多年，肺、脾、肾皆伤，久虚不能峻补，以调和为主。路老所用药物，表面看起来没有什么特殊之处，但是仔细研究，其中奥妙无穷，变化无穷，这个方子中有宣有降，有通有补，桔梗、前胡、杏薏仁、百部、葶苈子宣肃肺气，止咳化痰；山药、白术、茯苓培土生金，太子参、炙草益气固本；肺主一身之气，娑罗子疏调气机。茶饮方中芍药、甘草配伍，酸甘化阴，以佐制西洋参、蝉衣、僵蚕之温燥，又能缓解气管痉挛，解痉镇咳。路老常说：用药不在于药味多，或贵重与否，配伍合理，则药中肯綮，所谓"以平为期"。

用药不在于药味多，或贵重与否，配伍合理，则药中肯綮，所谓"以平为期"。

凡此十一脏取决于胆

2009 年 10 月 13 日　星期二　天气：晴

最近一段随路老学习的学生比较多，本来不算小的诊室还是显得有点拥挤。但是路老并不在意这些，在他的观念中永远是有教无类，尤其是喜欢那些肯学习、爱思考的学生，因此在带教时也总是诲人不倦，有问必答。

学生多了，问的问题就多。今天有一个复诊的失眠病例，路老以温胆和胃、宁心安神法治疗，就引发了许多关于胆的问述。

蔡某，女，40 岁，失眠 10 余年。患者自 25 岁时开始出现失眠，以后失眠逐渐加重，平素胆怯易惊，多梦易醒，身体疲惫，甚时彻夜难眠，稍有兴奋或言语稍多则失眠加重。

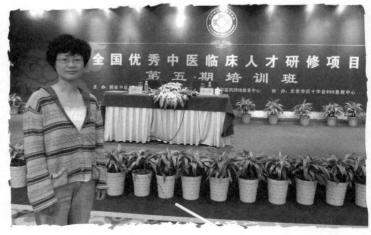

2011 年 4 月 9 日，作者在杭州参加全国优秀中医临床人才研修项目第五期培训班

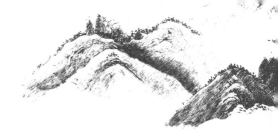

近两日因旅途奔波已两夜基本未眠。伴有肢体乏力，时有头晕头蒙，纳食尚可，但经常有饥饿感，常有胃脘不适。平素精神抑郁，工作紧张、劳累，喜嗜辛辣，口干喜饮水，大便每于食辛辣后正常，不食则大便干燥，溲偏黄，舌有时麻感，舌体偏胖，质暗滞，边有齿痕，苔薄白少津，脉沉弦而尺弱。治则：温胆和胃，宁心安神。

处方

金雀根 20 克	竹节参 10 克	紫丹参 15 克
桂白芍 15 克	素馨花 12 克	炒三仙各 12 克
竹半夏 12 克	茯苓 30 克	柏子仁 20 克
炒杏仁 9 克	炒苡仁 30 克	胆南星 10 克
生白术 12 克	炒枳实 15 克	川芎 9 克
黄连 10 克	生龙牡各 30 克	竹沥汁 30 毫升为引

14 剂，水煎服。

二诊：服药后睡眠好转，可睡 6～9 小时左右，梦多，不易醒，入睡容易。平素易急多惊，纳食多，易饥饿，时有恶心，呕吐感。上法即中效机，继以舒胆宁心安神之法，原方迭进 14 剂。

患者失眠有年，平素多抑郁，伴有胆怯易惊，胃脘不适，时有恶心呕吐，头晕头蒙，稍有兴奋则睡眠则失眠加重，此属胆经郁热、痰浊内扰之证，治以柔肝解郁、温胆和胃、宁心安神之法。方以半夏胆星竹沥汁温胆宁心，佐以紫丹参、桂白芍、素馨花等柔肝解郁疏胆，焦三仙、白术、枳实和胃利胆，同时又以龙牡收敛震慑心神，黄连清心宁胆。方药法通机圆，则经年不寐，应药而愈。

诊后有学生提出《素问·六节脏象论篇》说"凡十一脏取决于胆也"。后世对于该句的认识不一而足，争论颇大。目前，很多观点认为"十一"乃"土"字之误，应为"土脏取决于胆"，不知道路老对此有何看法！

路老讲："凡十一脏取决于胆"，是强调胆在人体的重要性。也许把"十一脏"理解为"土脏"表述会更加直接，有利于理解和指导胆与脾胃之间的关系。但《内经》中还记述"胆为中正之官"、"主决断"，那么胆主决断的中正之性不会仅仅与脾土相关。尽管《内经》中对胆的描述仅仅数语，但是胆在人体发挥着很重要的作用，有着重要的临床指导意义。首先，胆居于中焦，为六腑之一，胆汁入于胃，不但是辅助胃肠消化腐熟的重要器官，而且是脾胃气机升降之枢纽；同时胆又为奇恒之腑，其性中正，功在决断，与心气相通，很大程度上心主神志的作用有赖于胆的决断；古语有云"肝胆相依"，事实上肝脏的很多功能都是依赖肝胆的共同作用才得以实现的。同时，胆的决断职能是依赖其中正之性才得以实现的。中正指胆为"清净之腑，喜宁谧，恶烦扰，喜柔和，不喜壅郁"之性，"决断"则指胆刚直、果敢的判断、决策职能，此二者与人类的思维活动紧密相连。

路老说中医理论博大精深，与传统文化息息相关，很多典籍由于年代久远，虽然历代注家众多，但是由于时代背景以及文化思维的变迁，经典中的很多思想对于现代人来说要完全透彻理解还有一定的距离。所以他主张读经典要从临床入手，对经典中的很多理论要善于思考，要在临床中反复体验感悟，慢慢地理解消化，进一步形成自己的认识。对于经典中的很多地方允许求同存异。

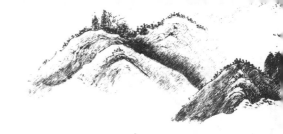

魄门亦为五脏使

2009 年 10 月 17 日　　星期六　　天气：晴

平时跟随路老出诊时，他经常告诫我们说：学中医最好的老师是临床。随着学习的不断深入，尤其是在学习经典的过程中，才真正领会这句话的深刻寓意，理论来自于实践，并指导于临床。对于经典中的很多理论，由于古今文字描述的差异，很多东西如果不结合临床体会，单从书本中分析，是很难一下子理解透彻的。

路老在运用调理脾胃法时，非常重视脾胃气机的升降，重视调理腑气。最近重温经典，看到《内经·五脏别论》中说"魄门亦为五脏使"时，心中豁然明朗。五脏、六腑、魄门三者之间相互联系，五脏以藏为用，六腑以通为用，而魄门是五脏六腑之役使，既是六腑通降之门户，传输六腑尤其是肠胃之糟粕，同时也是传输五脏浊气的重要器官。在功能上，魄门具有约束大便的作用，并且受到五脏六腑的调节和制约，其启闭开合正常与否是五脏六腑藏泻有度、互济为用、协调统一的具体表现。其启闭开合有度，以脏腑藏泻功能正常为基础，又是脏腑藏泻功能得以正常进行的重要条件。它的功能正常不但靠心主神志、肾司开合、肺之宣降、肝之疏泄、脾之升提等功能的制约调节，而且魄门功能的异常同样也可引起五脏六腑功能的异常。若魄门当开不开，水谷久藏，则浊气填塞，势必导致五脏气机的升降异常，脏腑浊气不得外泄。反之，如果魄门当闭不闭，则真气亦随之而脱。

有一位复诊的病人，观路老用药，颇能体现魄门在调治疾病中的作用。

侯某，女，62岁，腹部不适10余年。10年前发现有肝内结石，渐现腹部不适，自觉皮肤发痒，以脐周明显，食后加重。近一年自觉发痒感觉遍及全身，部位不定，胸部、手心、脚心有跳动，晚间明显。伴心下不适，按之疼痛，胁背窜疼，纳可，口干苦，睡眠浅，易醒多梦，大便干，日1次，有排不净感，小便可，舌体瘦，舌质红，苔黄腻，脉沉细弦，尺脉弱。胃镜示：浅表性胃炎，胃下垂。肝脏B超：肝内钙化灶，肝内胆管结石。辨证：胆胃不和。治拟清胆和胃，佐以通腑。

处方

青　蒿15克	黄　芩10克	姜　夏12克
金钱草18克	厚　朴12克	生大黄1.5克
炒三仙12克	青陈皮各9克	当　归12克
赤　芍12克	黛蛤散（包煎）6克	炒枳实15克
甘　草6克		

7剂，水煎服。

今日复诊述服药后诸症明显减轻，后背窜痛好转，但未能坚持服药，症状有所反复。刻下：脐中痒，右胁腹发硬，按痛，后背串痛，手心热，纳眠可，周身紧皱感，以大腿为主，大便细软，黏滞不爽，日一次，舌体略瘦，质红苔黄腐，

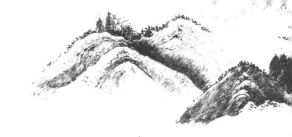

左舌尖溃疡，脉沉细弦。

再以疏肝利胆，健脾祛湿。

处方

太子参 12 克	生白术 15 克	茯　苓 20 克
姜　夏 12 克	厚朴花 12 克	郁　金 10 克
橘　叶 15 克	炒杏仁 9 克	炒苡仁 30 克
金钱草 20 克	砂　仁（后下）8 克	炒防风 10 克
醋元胡 12 克	娑罗子 9 克	炙　草 6 克

生姜一片为引

7 剂，水煎服。

路老说"魄门亦为五脏使"对临床有重要的指导意义，临床中魄门开合启闭的功能是否正常，主要是通过观察大便通利情况以及魄门的局部症状为依据。所以临床中一方面可以通过询问患者大便通利与否了解脏腑功能状况，辨别疾病虚实，同时还可以通过调节魄门的功能达到治疗的目的，观察大小便正常与否是临床诊治疾病不可忽视的方面。从另一角度讲，大便异常的病例也应该从整体观念考虑，在临床中见到便秘就通泻，见到腹泻即涩止的方式同样不可取。需要强调的是，调魄门之法应从调理脾胃肠腑乃至五脏功能的整体角度出发，不能目光局限。正如《内经》中所强调的"凡治病，必察其下"，"小大不利治其标，大小利治其本"。

"魄门亦为五脏使"对临床有重要的指导意义，临床中魄门开合启闭的功能是否正常，主要是通过观察大便通利情况以及魄门的局部症状为依据。

调魄门之法，应从调理脾胃肠腑乃至五脏功能的整体角度出发，不能目光局限。

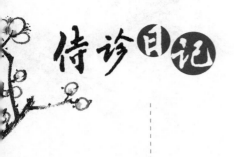

湿燥相兼论

中医注重整体观，天人相应理论，对于时病指导意义很大。比如到了秋天，秋季感冒自然就要考虑到秋季气候的特点，这是中医的特色，也是中医的优势。

路老用药就非常重视季节变化的影响，今天诊治了一位病人，给我印象很深。

这是一位眩晕患者，一个月前因发烧、腹泻诱发。伴有失眠多梦，思虑多，手足凉，天热时容易出汗，腹泻，形体偏瘦，面色微黄少泽，舌质紫暗，苔薄白腻，脉沉细弦小滑。既往有高血压病史 10 年。路老辨证：木形之质，拟调心脾，清头明目，佐以益肾。

处方

五爪龙 30 克	生黄芪 15 克	当　归 15 克
炒芥穗 10 克	川　芎 9 克	白　芍 15 克
炒枣仁 30 克	莲　肉 15 克	炒白术 12 克
茯　苓 30 克	胆南星 12 克	菊　花 12 克
天　麻 12 克	金蝉花 12 克	豨莶草 20 克
生龙牡各 30 克		

14 剂，水煎服。

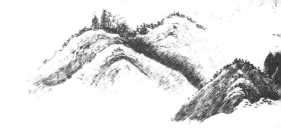

茶饮方

竹节参 12 克	炒麦冬 12 克	绿萼梅 10 克
小　麦 30 克	糯稻根 12 克	煅牡蛎（先下）30 克
荷叶（后下）10 克		

　　路老沉思了片刻，说道：秋天了，加点荷叶。我听了不得其解，如果单纯的治疗眩晕，加入荷叶升清，很好理解，可是路老却说，秋天了，加点荷叶，让我困惑，回来查阅书籍，体会良多。

　　一般认为秋主收敛，其气清肃，燥金当令，时气伤人致病常多为燥邪。但是路老认为：早秋天气乍凉还暖，暑夏之余气未退，虽然燥势渐起，但仍有暑湿之气存在，故出现早秋燥湿相兼的特殊时间阶段。《素问·生气通天论》就说："秋伤于湿，上逆而咳，发为痿厥。"有人认为"湿"是"燥"字错简，其实不然。如元末明初医学家王安道在《医学溯回集》中说："湿乃长夏之令，何于秋言？秋虽亦有三月，然长夏之湿令，每侵过秋而行，故曰秋伤于湿。"又如清代医家雷丰在《时病论》中说："大暑至白露，正值湿土司权，是故谓之秋伤于湿。"在一年二十四节气自然特性中，自大暑至白露，正是夏秋相交的时间段，此时阳热下降，余热尚存，季节及自然特性仍然具备了"秋湿"的特殊条件，所以在临床上，尤其是初秋时节，也可见秋季被湿所伤之病症。如果单纯地认为秋季只有燥邪为患，而对秋湿认识不够，则秋湿为患的病症将会被误认为秋燥所伤，治疗亦误以滋润清燥，后果则是南辕北辙，适得其反。

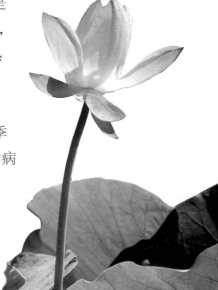

路老临证颇为重视湿邪，认为湿邪致病广泛，"土寄于四季之末，四时皆有湿气"，他对湿与燥的关系认识深刻。湿与燥，异禀而同源，从五行生克而言，燥金生湿水，燥可胜湿，湿可润燥。尤其是在秋季这个热逝寒复、阳消阴长的特殊节气，燥湿常常同时为患。每年入秋婴幼儿腹泻明显增多，且有多发和流行的特点，治疗用药单纯用化湿之法往往收效不佳，常需适当佐加滋阴柔润之品，这也说明早秋燥湿同时主气的时令特点。

路老在强调秋伤于湿的同时，但并不否定秋伤于燥，湿与燥二者在秋季时病中均可成为致病因素，在临床既可见秋伤于湿，亦可见秋伤于燥，或者是燥湿相兼。但是毕竟燥为秋季之主气，易伤津液，故临床上应时时顾护津液，既属湿患，亦当芳香化湿，慎用大辛大热之品。应根据具体病情具体对待，师古而不泥古，正如叶天士所云："治病当活活泼泼地，如盘走珠。"

燥为秋季之主气，易伤津液，故临床上应时时顾护津液，既属湿患，亦当芳香化湿，慎用大辛大热之品。

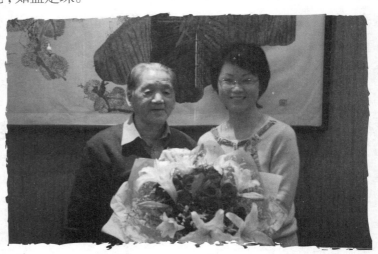

作者（右）与路志正教授（左）在88岁寿辰时合影

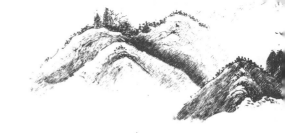

中气和则五脏安

2009年11月3日　　星期二　　天气：晴，偏南风2～3级

　　路老常说：治胃最难，一日三餐，稍有不慎，都要影响脾胃的功能。脾胃的功能正常，依赖心君之大主，肝胆之疏泄，肺气的宣肃，肾气的温煦。同样，脾胃病也会影响其他脏腑的功能，脾胃病则其余四脏皆无生气。

　　今天治疗的一位胃病患者，症状涉及多个脏腑。姚某，女，27岁。纳呆、胃脘胀、纳后泛酸8年，颜面痤疮5年，以前额、唇周为主，伴有入睡难，急躁易怒，大便少而不畅，2～3日一行，痛经，经前乳房刺痛，月经量少，色暗，房事后腿软无力，舌体胖，质暗，边有齿痕，苔薄黄腻，脉弦细涩。之前诊断为：浅表性胃炎、宫颈炎、颈椎病。治拟：疏肝解郁，和胃降浊，清腑泄热。

处方

竹节参12克	八月札12克	橘　叶15克
郁　金12克	苏荷梗各15克	厚　朴12克
竹半夏12克	茵　陈15克	枇杷叶12克
荷叶(后下)15克	炒杏仁9克	炒薏苡仁30克
瓦楞粉(包)20克	黄　连8克	炒黄芩12克
炒枳实15克	生大黄(后下)3克	甘　草6克

14剂，水煎服。

今日复诊：患者欣喜若狂，多年的顽固痤疮明显好转，而且心情舒畅，面色润泽了许多，睡眠改善，脘胀亦减，大便转润，每日一行，唯见泛酸，咽堵，入睡难。依前法化裁，疏肝运脾，和胃降逆。

处方

五爪龙 30 克	西洋参（先下）10 克	炒白术 15 克
藿 梗 12 克	苏 梗 12 克	炒杏仁 9 克
炒薏苡仁 30 克	竹半夏 12 克	莲子肉 15 克
炒三仙各 12 克	瓦楞粉（包）20 克	厚朴花 12 克
黄 连 10 克	炒枳实 15 克	火麻仁 15 克
肉苁蓉 12 克	甘 草 6 克	生姜 2 片为引

14 剂，水煎服。

路老经常告诫我们，调理脾胃，重在升降，顾其润燥，升脾阳，降胃气，勿动胃阴，勿伤脾阳。临床用药要轻灵、活泼，药味平和，不温不燥。

调理脾胃，重在升降，顾其润燥，升脾阳，降胃气，勿动胃阴，勿伤脾阳。临床用药要轻灵、活泼，药味平和，不温不燥。

方中以竹节参、白术、莲子肉等健脾益气；八月札、橘叶、郁金辛散行肝胃之气，升脾阳；杏仁、枇杷叶、苏子以肃肺降逆；荷梗、半夏、厚朴、茵陈、薏苡仁以和胃降浊；藿梗、苏梗有芳香化浊、悦脾祛湿、升清降浊之功；枳实、厚朴、大黄推陈出新，对兼有大便秘结或不爽者亦常选用。全方辛与甘合而生阳，酸得甘助而生阴，佐以苦味降浊，使阴阳相生，中气自立。是故求阴阳之和者，必于中气，求中气之立者，必以调中也，中气和，则五脏安。

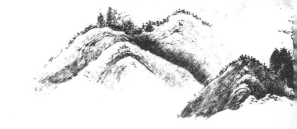

此皆"聚于胃，关于肺"

2009 年 11 月 7 日　　星期六　　天气：晴

近日天气变化无常，经常是阴雨连绵，空气湿度很大，感冒咳嗽的患者也明显增多。大多数人认为咳嗽是小疾小患，罹病多无大碍，临证治疗也简单。但是路老却不这么认为，他说咳嗽一症治疗实为不易，经言"五脏六腑皆令人咳，非独肺也"。肺为华盖，脏腑娇嫩，不但主一身之气，而且主宣发肃降，通调水道，外邪内患皆可导致咳嗽。

临证治咳，首辨外感内伤，次辨寒热虚实，再辨痰喘兼症。临证用药外感新咳立足于肺，治以宣肺止咳为主，但寒、热、风、暑、湿、燥之不同又当明辨，区别调治；内伤久咳则应立足肺脾肾，治以健脾化痰为主，兼有实喘者重在外宣内清，虚喘者重在温肾纳气，遇有兼症随症治之。《内经》虽说五脏六腑皆能致咳，但是"聚于胃，关于肺"是总的治疗原则，因此治疗咳嗽，无论外感内伤，咳之久暂，多从肺胃着手。尤其是小儿，肺为娇脏，常兼有胃腑积滞，一旦外感极易痰热壅肺，更宜肺胃同治。今日诊治了几个咳嗽患者，路老就是从不同角度，用不同的方药予以治疗，方中均酌加调理脾胃药物一二味，颇合《内经》"聚于胃，关于肺"之旨。

蔡某，女，4 岁。患儿出生时系剖宫产，先天禀赋不足，易患感冒，每感冒引发肺炎，多用抗生素，仍反复发作。形

临证治咳，首辨外感内伤，次辨寒热虚实，再辨痰喘兼症。

《内经》虽说五脏六腑皆能致咳，但是"聚于胃，关于肺"是总的治疗原则。

83

体偏瘦，常脐周腹痛，急躁易怒，睡眠不实，便干，面色少华，舌质暗红，苔黄腻，脉弦滑小数。对鸡蛋、牛奶、豆腐过敏，食用后起皮疹。路老治以益气固卫、健脾和胃为法，以玉屏风散加厚朴花、半夏、茵陈、杏仁、薏仁、砂仁及消积导滞之五谷虫、胡黄连、炒三仙、鸡内金等治之。此患儿脾阳不足，且胃又有郁热痰积，故内热极易招致外邪，内外相合，病情缠绵多复。因此，治疗应以健脾化痰、和胃导滞为治，实为培土强金之法。同时还指出中医治疗此类疾患不可为西医支气管炎之"炎"所囿，而肆用苦寒。

又一吴姓患者，男，55岁，间质性肺炎半年。干咳无痰或少量白痰，气短，活动后加重，纳眠可，二便调，面色苍晦，舌质暗红，苔根部黄厚腻，脉沉细。既往吸烟史30年。路老拟定益气肃肺，理脾祛湿，化痰止咳为法。

处方

西洋参（先下）10克	炒麦冬 12克	功劳叶 15克
炒杏仁 9克	炒薏仁 30克	茵 陈 12克
炙杷叶 12克	川 贝 12克	炙百部 12克
款冬花 12克	炒苏子 12克	炒莱菔子 15克
炒白术 15克	茯 苓 30克	炒三仙各 12克
生 姜 1片为引		
14剂，水煎服。		

学生采集病史时望诊写到"面色晦暗"。路老看后，改为面色"苍晦"，并在按语中注明：虚实兼夹，治需缓图。一字之别，其意已大有不同。晦暗指色暗无光，略有黑色。而"苍晦"则又包含了病位及病机预后之深意。《广雅·释

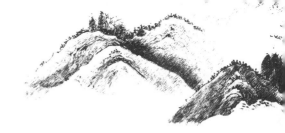

器》："苍，青也。"《素问·阴阳应象大论》中说东方"在脏为肝，在色为苍"。苍为肝之色，肺病见苍晦之色，实为肺病久损，肝木反侮之证。恰如《素问·脉要精微论》所说："夫精明五色者，气之华也。赤欲如白裹朱，不欲如赭；白欲如鹅羽，不欲如盐；青欲如苍璧之泽，不欲如蓝；黄欲如罗裹雄黄，不欲如黄土；黑欲如重漆色，不欲如地苍。五色精微象见矣，其寿不久也。"此病人病情虽然没有到"其寿不久"的境地，但是也表明咳嗽日久，正气已衰，病机"虚实兼夹，治需缓图"。所以路老用药首先益气补肺，培土生金，在此基础上酌加肃肺化痰止咳之品。由此足可见路老深厚的文化底蕴。

知常达变 灵活变通

2009 年 11 月 10 日　星期二　天气：晴

最近天气变化起伏很大，忽冷忽热，感冒的人很多。绝大多数患者鼻干、鼻塞、咽干、咽痛、咳嗽，伴有轻微的头痛，很符合秋燥的特点。我在临床上也是依据秋燥的特点给予诊治，大多数患者都可以痊愈。但是我的一位亲戚是个例外，症状仿佛也没有太大区别，但是服药后效果却不理想。今天，请路老诊治。

病案如下：患者男，40 岁，感冒 3 天就诊。诊时鼻塞，鼻干痛，流清涕，咽干咽痛，口干微渴，口中热气，咳嗽，痰不多，轻微恶寒，无发热，周身疼痛，舌红苔薄白，脉数。辨证：燥热伤肺。治以辛凉甘润、宣肺清热之品。桑杏汤合清燥救肺汤化裁。

处方

桑　叶 10 克	菊　花 10 克	薄　荷（后下）10 克
杏　仁 10 克	沙　参 15 克	炒麦冬 10 克
枇杷叶 15 克	辛夷花（包煎）10 克	甘　草 6 克

3 剂，水煎服。

　　二诊患者服药后鼻塞略缓，鼻干、咽干痛如故，自觉咳嗽加重，吐痰质稠色灰，胸口觉闷。辨证为燥热伤肺。上方去辛夷花加石膏 15 克，瓜蒌 10 克，郁金 10 克，3 剂。患者用药后鼻干、咽干稍缓，仍咳嗽明显，痰多且深，痰稠不易吐，周身酸痛乏力，颈项不适，时觉身冷。

　　路老诊过病人，又看了我的治疗过程说：本病人为外感风寒，内郁化为肺热。目前风寒表证尚在，内郁肺热不解。治疗可用麻杏石甘汤加润肺化痰之品。我听了很是不解，在我的观念里麻杏石甘汤是治疗温热内发，表里俱热的方子，符合方证的病人一般多有高热、头痛身痛、无汗而咳喘，或者病人烦渴不解等症，用此方发汗而清火。现在秋燥正盛的时候用麻黄未免过于辛燥，且本病人似乎并无符合的方证。路老见我一脸的不解，接着说：病人初期鼻干、咽干、口微渴、口中热气似乎是一派燥热之象，况且适逢秋燥之际，以秋燥治疗似无不妥。但是秋燥的病人虽有微恶寒之症，多数不会有明显周身疼痛的表现。且秋燥本身一

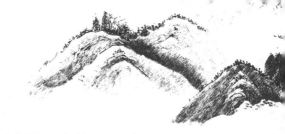

般不太严重，多可以很快缓解。今年天气冷得快，多数患者是因寒起病，但因为寒与燥相合，燥干的表现反而明显。这种病症是近些年出现的一种新的致病特点，与一般的秋燥相比，这类疾病病程长，病情较重，在春天常称其为寒毒，在秋季也可称作寒燥。寒燥不同于凉燥，它病情较重，病程更长，以后你们不妨多加观察总结。路老看我似懂非懂的样子，接着又说：中医的特质是以外揣内，以常知变，这也正是阴阳变化之道。比如说一直以来的外感时病，最早是伤寒派，后来发展出温病派，这也正是在变化中寻求发展。又比如秋天时病多燥，但是并不是说没有伤寒，这也正是常中有变的道理。况且时代环境在不断变化，病因、病种等很多因素也会不断的变化，所以在临床中要能够知其常达其变，灵活变通，不然，与守株待兔何异？麻杏石甘汤方证中虽然常见大热、大渴、无汗而喘等见症，但那些都是病机中的典型症状，也算是病之常症。临床中要懂得灵活变通，不要简单地以方套症或者是以症索方，关键要抓病机，病机符合了，即使症状不典型，同样也可以选用。

在路老指导下，我给病人开了一个方子：炙麻黄10克，杏仁10克，炙甘草6克，生石膏（先下）30克，桑皮15克，瓜蒌15克，郁金10克，浙贝10克，苏子15克，橘红10克，沙参15克，葛根15克，4剂。药后患者诸症皆退。

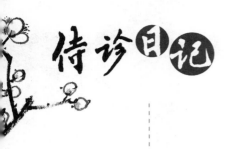

生病起于过用

2009 年 11 月 14 日　　星期六　　天气：大雪

路老不仅仅是一位医学大家，还是一位养生大家。虽然年近九旬，依旧每天忙于诊务，如果不说谁也不会相信这是一位耄耋老人。跟路老学习这么长时间，每个人都会为路老的精气神所折服。

关于养生却病，路老经常会引用《素问·经脉别论》中的论述，文中说："春秋冬夏，四时阴阳，生病起于过用。"所谓"过用"就是违反了事物固有的正常规律，这包括生活中的方方面面，既包括自身违背常理的劳作，还包括对自然环境的恣意开发利用。生活中常见的如七情过用、饮食过用、劳逸过用、药物过用。《内经》中就有很多此类过用致病的记述，如"饮食自倍，肠胃乃伤"，"膏粱之变，足生大丁"，"久视伤血，久卧伤气，久坐伤肉……"等等。中医讲天人相应，整体观念，其实是人与自然的一种和谐，如果不能适应自然环境的变化，就会导致相应的病变，诚如《素问·四气调神大论》所说："阴阳四时者，逆之则灾害生。"规律而有节制的生活有利于保持健康，防止疾病的发生。如果平时自持身体强壮，不顾四时阴阳盛衰的特点，为所欲为，长此以往必然会导致疾病的发生。《素问·上古天真论》中说："今时之人不然也，以酒为浆，以妄为常，醉以入房，以欲竭其精，

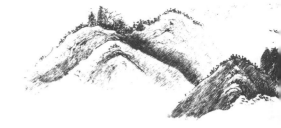

以耗散其真，不知持满，不时御神，务快其心，逆于生乐，起居无节，故半百而衰也。"所谓半百而衰，这也正是说明"以妄为常"、"过用"所导致的结果。

如此不难看出，过用是导致疾病的重要原因，近些年，糖尿病、高血压、高脂血症以及脑血管疾病的发生日益增多，而且有年轻化的趋势，疲劳综合征、代谢综合征等也成了困扰人类的世界性难题，如此这些与平时摄生不慎不无关系。今天就有一位"饮食自倍，肠胃乃伤"的过用致病的患者。

刘某，男，31岁，胃脘胀痛3年。平素生活无规律，病起于3年前一次暴食饮酒史。此后常有胃脘胀痛，餐后加重，多食更甚，腹胀满，连及两胁，口酸，口干苦，时有恶心干呕，喜温水，冷物入胃胀甚，伴有乏力，难久行，头晕，晨起重，记忆力下降，烦急，睡眠不安，心悸时发，夜重，腰痛，外阴时痛，睾丸坠胀，小腹胀，性生活后疲乏欲死。11岁患黄疸性肝炎史。路老分析：三十而立，而11岁时即患肝病，现经常劳心费神，又累及于肝，"饮食自倍，肠胃乃伤"，宜从肝脾论治。

处方

太子参 12 克	厚朴花 12 克	银柴胡 12 克
青 蒿 18 克	郁 金 12 克	清 夏 9 克
胡黄连 6 克	生谷麦芽各 30 克	五谷虫 12 克
八月札 12 克	生炒苡仁各 20 克	半枝莲 18 克
虎 杖 15 克	炒枳壳 12 克	炒神曲 12 克
炙 草 6 克		

14 剂，水煎服。

侍诊日记

患者由于工作劳累，不知调护，以致肝脾失和，又加饮食不节，过用而致病。平时应将息有度，动静结合，嘱适当户外运动，合理作息饮食。

还有一位患者所病也与长期的生活无规律有关。

周某，男，24岁，未婚。自觉脑力不足7年余，早泄3年。患者1998年开始有频繁手淫，以后渐次出现疲乏困顿，自觉精力不足，记忆力下降，反应较前迟钝等。3年前出现早泄，勃起差，无晨勃，缺乏激情，自我压力较大。刻下症：疲乏，头昏，早泄，纳呆，无腹痛、腹胀，食生冷后易腹泻，腰膝关节怕冷，口干，睡眠时好时差，大便溏，一日一次，小便黄，面部痤疮较多，舌体略胖，边有齿痕，质红略暗，苔薄黄略润，脉沉细小滑，尺弱。路老分析：病及心、脾、肾，由长期生活欠规律所致，先从心脾入手。

处方

南沙参12克	炒麦冬10克	太子参15克
石　斛12克	生白术15克	炒山药15克
莲　肉15克	茯　苓20克	黄　连8克
炒柏子仁12克	广木香(后下)9克	生龙牡各30克
炙　草6克		

14剂，水煎服。

现代医学认为，合理有节制的手淫并非完全无益于健康，但是过于频繁则不利于健康。上述病例不难看出，年少生活缺少规律，图一时欢愉而频繁手淫耗伤其精，以致劳伤心脾，心肾不交。这与《内经》中"以欲竭其精，以耗散其真，不知持满，不时御神，务快其心，逆于生乐，起居无节，

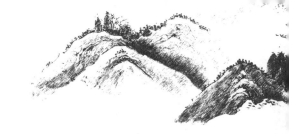

故半百而衰”的道理是完全吻合的。

不仅是“生病起于过用”，路老依据自己多年的临床实践观察，提出“生病起于少用”之论。他说：《内经》所言“生病起于过用”，其意旨是倡导规律健康生活的观念，过与不及皆非所宜。因此，尚需知道病起于少用的道理。现在的人好逸恶劳，多静而少动，气血运行欠畅，同样是生病的原因。所谓流水不腐，户枢不蠹，就是这个道理。所以，过用与少用皆是违常态，也正是起病的根源。读书要多思考，要知其然，又要知其所以然。中医学中从来不缺少养生的理念，而且《内经》第一篇《上古天真论》即讲通过养生，以保养天真，达到预防疾病、延年益寿的方法和原则。其“防重于治”、“上工治未病”的理念更具有临床实践意义。路老自身对中医养生的观念也颇有心得，他认为养生之道，在于养神；养神之法，在于养精；养精之法，在于存静。恰如《内经》中所言：“恬淡虚无”，“饮食有节，起居有常，不妄作劳”，“真气从之，精神内守，病安从来”。

阴火理论探讨

2009 年 11 月 17 日　　星期二　　天气：晴

路老临床擅长治疗脾胃病，一些慢性病、疑难病亦多从脾胃着手。所以，平时也有意看一些诸如《脾胃论》等书籍，充实提高，期望能对路老的学术思想有更深刻的领悟。

过用与少用皆是违常态，也正是起病的根源。

养生之道，在于养神；养神之法，在于养精；养精之法，在于存静。

初读《脾胃论》时，对东垣补脾胃、泻阴火、升阳气观点中的"阴火"观点总是疑惑不解，随着跟路老侍诊时间的延长，读书的体会逐渐深刻，个人对阴火的认识也逐渐加深。《内经》云："阴虚生内热……有所劳倦，形气衰少，谷气不盛，上焦不行，下脘不通，胃气热，热气熏胸中，故内热。"脾胃为升降之枢，中焦不通，心火不能下济于肾，肾水不能升腾于上，心火、相火尽皆为贼，即成阴火。《内经》中说"君火以明，相火以位"，阴火即是离位之心火、相火，心火与相火在其位行其职则为生气，离其位失其职则为邪火阴火。

路老运用东垣甘温升散法非常灵活广泛。

路老说：东垣甘温除热之法是对《内经》"阴虚生内热"理论的进一步发挥。"阴虚生内热"不能简单地理解为阴液不足，此处之"阴虚"而应理解为脏腑功能虚弱，尤其是脾胃。脾胃是心肾交通的枢纽，也是营卫功能正常的保证，故脾胃虚弱，心肾不能相交，心火亢于上，不能下济于肾中，而成相火，即阴火，临床可见热气熏胸中，虚烦懊恼，或口舌生疮，大便秘结，小便短赤等症。脾胃虚弱，营卫功能失常，营卫不能相得，卫气不能正常出入而独行于营外，则见遍身壮热，面燥烘热之症。在治疗上，东垣善用祛风药以升散阴火，其意旨有三。其一：风药多性辛散，可散郁疏泄，使"火郁发之"，用小量祛风药可以生发阳气，使独亢之相火升散，以下趋于肾，使凝下之油阴升腾，从而起到交通心肾的作用；二是行阳气以和营卫，使卫气入于营中；其三：风能祛湿，少用风药于补脾胃中助脾胃以化湿。

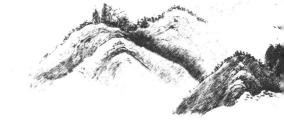
今天恰好有这样一个病人，路老临证用药颇有东垣之意。

李某，男，37岁，自汗、盗汗3年余。白天每精神紧张或说话多或稍加活动时自汗出，夜间则是睡着后出汗，汗出以胸腹、头项为主，伴有眠浅易醒，头晕，乏力，腰酸，阳痿，遗精等症，纳可，大便溏，小便黄。望诊：形体偏胖，面色少华，舌体胖，舌质暗红，边有齿痕，舌苔薄腻微黄，脉象沉弦小滑。路老分析：一般自汗属于阳虚，盗汗属于阴虚，而本患者形体偏胖，舌苔薄黄微腻，且眠差盗汗，腰酸、早泄、阳痿等为肾家湿热之征，宜益气固卫，清下焦湿热。

处方

西洋参（先下）10克	炒麦冬12克	莲　心8克
黄　精12克	炒防风12克	炒防己15克
黄　连10克	炒苍术12克	炒杏仁9克
炒薏苡仁30克	茵　陈12克	盐知母10克
盐黄柏10克	怀牛膝12克	益智仁（后下）9克
芡　实15克	生龙骨30克	生牡蛎30克

14剂，水煎服。

方中西洋参、炒苍术、炙甘草健脾、胃补中气，补其中而升其阳，治其本；防风、防己辛散升其阳，为画龙点睛之笔，引清阳之气上升，宣散上达，引阴中郁火外出；配炒杏仁、炒薏苡仁、茵陈理脾祛湿；莲心、黄连、盐知母、盐黄柏泻阴中之伏火，麦冬、黄精、芡实、龙骨、牡蛎、益智仁补阴精以救肾水，水旺而心火自降，这也正是李东垣"甘寒以泻其火"法则的具体运用。

后记：患者经此法调治月余，汗出渐止，他症亦减。

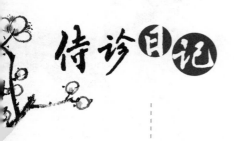

临证跟师答疑二则

练过书法的人一般都知道，在书法学习中有一句话："学碑（碑文）不如学帖（字帖），学帖不如学札（手札），学札不如学稿（书稿），学稿不如跟师（老师）。"意思是说，跟师学习才可以学到老师书法中原汁原味的经验特色。而至于碑、帖、札、稿，不但学习者对书法的细微精妙处难以揣摩透彻，体会不深，而且也有这样或者那样的人为修饰。学习中医也是如此，尽管读名家医案经典可以补偏救遗，但同样不如跟师那样耳濡目染感触之深。而且跟师最大的收益是，我们可以直接向老师提问，解决临床中所遇到的问题和困惑。下面就是我遇到的两个经我治疗效果不佳的病案，今天请教路老的收益，整理如下：

某男，27岁，未婚，脘腹畏寒数年，大便溏，日1～2次，纳食一般，失眠，情绪低落，肢困乏力，头昏如蒙，晨起略缓解，舌质暗淡，齿痕，苔白腻，脉弦细。

请教路老：中药以肝郁脾虚证治疗近1个月，病情仍时轻时重，请教路老。

路老答：这个病例从症状看有脾虚肝郁的表现，但是有时候病人情绪不好或者失眠不一定就是肝郁，有时也可能是脾虚湿困，尤其是

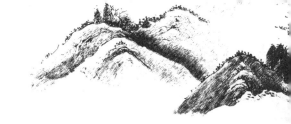

痰湿阻于胸中，干扰了胸阳，影响了心神；也可能是心脏本身包括心气虚，或者心血虚，或者心肾不交的问题，再有就是胆虚。中医的郁证涉及面很广，不要仅仅局限于肝，中医本身就有五郁之说，其实凡是郁结不畅者皆可为郁。就这个病人而言，辨证的重点应该在中焦脾胃，脾主运化，湿浊困脾则清阳不升，浊阴下趋。再者，这个病人有湿郁的表现（脘腹畏寒，大便溏，湿遇寒则凝，湿邪下趋则泄），还有阳郁的表现（情绪低落，肢困乏力，脾主运化，主四肢肌肉，脾阳郁结，津液不能布行周身四末），湿郁为本，阳郁为标，因此治疗重点在调中焦脾胃，宣化湿浊。

再者，临床治病不要局限于一个症状的改善，有时候病人说的主要症状也许不一定是主症，当然，就治疗结果而言还是要为病人解决他所提出的主要问题，但是我们临床治疗不要过分的受其影响。就这类病人，如果单从脾虚寒湿论治效果也不一定好，还有一个心理问题。本来不是什么大病，但是心理过于担心，反而影响用药的效果，这就是《内经》中所说的"神不使"。所以适当的言语开导甚至必要的心理暗示，适当的体育运动，比单纯的用药治疗会更好。你可以试一下逍遥散或者温胆汤一类，佐以调理脾胃、宣化湿浊的药物试试。

某女，50 岁，胃脘、两胁胀满，甚则隐痛，胀甚牵及胸部，胸闷气短感，纳可，口干黏，不欲饮，头蒙，乏力，乏神，时轻时重，精神抑郁，烦躁，烘热汗出，大便黏滞不爽，绝经 1 年，舌质暗，齿痕，苔黄白厚腻，脉弦细小滑。既往有高血压、冠心病史。查：肝胆 B 超未见异常，查肝功能、血脂、血糖皆正常。针药治疗 10 余日，胃胀减轻，但两胁胀满如故，自觉胀甚时上逆至胸部。

请教路老：患者既有胃脘、两胁胀满，又有烦躁、潮热汗出等更年期症状，不知如何辨证，从何入手？

路老答：其实这个病人应该不难辨证。病人有"胃脘、两胁胀满，甚则隐痛，胀甚牵及胸部，胸闷气短感"，"舌质暗，有齿痕，苔黄白厚腻，脉弦细小滑"，为痰浊中阻，中土失运，胸阳为之所累；"精神抑郁，烦躁，烘热汗出"为阳盛使然，或为胆火，或为阴虚，或为郁热。综合分析当先从痰湿论治即可，仲师瓜蒌薤白半夏类可用，可佐加郁金、连翘心、茵陈、枳壳、桔梗、陈皮、佛手等。一部分病人用药舌苔退化后可能会出现舌红少苔的表现，这也说明这些病人有阴虚燥热的病机存在，这时可以再改用养气阴为主，佐以疏理气机，如佛手、陈皮、枳壳等。当然也可以在最初运用化痰湿药时就稍加一两样养阴的药，如石斛、玉竹、枣仁、柏子仁等，这并不矛盾，方剂中经常可以见到滋阴与化痰药同用，最有代表性的当属金水六君煎，十味温胆汤中也有枣仁等。瓜蒌薤白剂临床很好用，不但可以用于心血管疾病，脾胃疾病亦可使用，此方可以作为心胃同治的代表。

对于一些慢性疑难病，临床辨治要善于给症状分类，不要怕症状多，另外要善于抓重点，有时就要"抓其一点，不计其余"，这样才能不被临床病人纷乱的症状所迷惑。就本病人而言，症状虽多，但应以"胃脘、两胁胀满"为主症，而其原因就要看"苔黄白厚腻"，从而知道引起"胃脘、两胁胀满"的病机为痰湿。而依据"胀甚牵及胸部，胸闷气短"就可以作出用方选择——瓜蒌薤白半夏剂。至于"精神抑郁，烦躁，烘热汗出"则为兼症。当然，不同

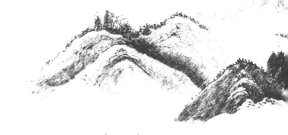

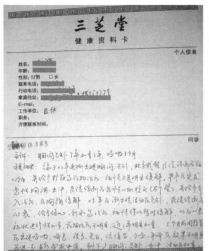

路志正教授诊治的患者病例，其中治法和建议为路志正教授亲自书写

中医治疗用药时可能对疾病的审视角度不一样，辨治侧重点也会有些不同。本病人如果把"烦躁，烘热汗出"作为主症，把"胃脘、两胁胀满"等作为次症辨治用药可能效果也会很理想。这就是中医可以"同病异治"的原因。

另外，前面说过，很多情况都可以引起精神抑郁，所以见到精神抑郁的病人，思路要放开些，不要总想到气郁肝郁，有时胸阳不展，病人也可以出现无精打采的"精神抑郁"；有时久病或重病也可以出现"精神抑郁"，这些都是不可以单用疏肝理气可以完全治疗的。

上篇　侍诊日记

97

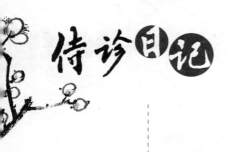

活学活用医发热

2009 年 11 月 24 日　　星期二　　天气：晴

前段时间听路老讲了关于中医在儿科病中的优势，尤其是外感发热的治疗，受益匪浅，回来后又认真查找相关书籍，细心领会，总结如下：

发热是儿科常见病症，是小儿上呼吸道感染最常见症状，多发于冬春及气候多变季节，绝大多数由病毒感染所致。一般认为反复感冒发热的患儿多脾肺薄弱，卫外不固。其实小儿阳气未充，脏腑娇嫩，脾肺气弱，卫外薄弱是正常的一种体质状态表现，后天调护失宜才是反复易感的原因。古语云"小儿体要健，常需三分饥与寒"，合理的呵护养育态度很关键。时下的儿童，家长太过溺爱，衣被过暖，阳不得泄，常易内蕴生热；乳食喂养多饱少饥，过食肥甘厚腻，或饮食偏嗜，日久导致食滞内停，又易滞生痰热。故每遇气候乍变，内郁之热极易招致外邪，如此内外相应，发热常缠绵不愈。同时小儿为纯阳之体，阳气偏盛，外邪易从热化，往往一开始见表证的同时便兼见里热征象，单纯表证者极为少见。故儿科发热多为肺胃相感，表里同病，因此早期治疗就宜表里双解，这样才能迅速起效，减少传变。而且中药治疗的患儿多是经反复西药治疗效果不理想的病儿，就诊时已病多日，由于失治、误治，这也是临床多见表里同病的原因之一，所

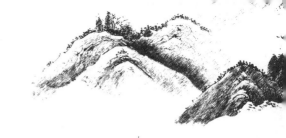

以治疗用药更宜表里同治。

泻下即是因势利导，清泄胃腑积热，导热从大便外泄。肺与大肠相表里，泻下之法，有畅下疏上之功，既可消除胃腑积热，又有利于肺气的宣降肃发。因此，小儿发热使用泻下法，宜尽早使用。但婴幼儿毕竟脏腑娇嫩，因此泻下要适当佐用，且中病即止，不宜重用，以"得便"。而且小儿外感发热用泻下之法，意在清泄里热，也不必拘泥于"得便"与否。这在临床也得到证实，临床大多数患儿服药后多数并无明显的腹泻表现。其次，小儿脏腑虽然娇嫩，稚阳稚阴，易损也易复，若无外邪滋扰，恢复平衡很快，所以若无特殊情况，一般外感不必用调补法，泻下之意实为祛邪，正所谓祛邪即是扶正。大黄经酒制后，借酒上行，药性缓和，上可清肺热，中可清泄胃腑积热，又有消食导滞之功，用于小儿肺胃积热之外感发热尤为适宜。

如我治疗一患儿，一岁半，反复发热半月余，静脉给以头孢类抗生素以及肾上腺皮质激素等药物，体温反复不退，波动在 37.8 摄氏度～38.5 摄氏度之间，下午明显，精神可，时有干咳，无痰，时自汗出，大便日一次，略干，舌红苔薄黄略厚。

处方

蝉　衣 6 克	白僵蚕 6 克	姜　黄 6 克
酒　军 6 克	竹　叶 6 克	金银花 10 克
全　虫 3 克	荆　芥 6 克	
2 剂，水煎服。		

嘱每剂分 4 次服用。患儿服药一剂，排稀软便一次，即热退身凉病瘥。

又一患儿，3岁，反复感冒发热一月余，每次皆输液治疗。此次发热3天，输液治疗效果不佳。就诊时体温38摄氏度，咳嗽，时咳出白黏痰，夜间出汗多，大便正常，血常规检查正常，舌红苔白厚略糙。

处方

金银花 10 克	淡豆豉 6 克	炒栀子 6 克
连　翘 10 克	白僵蚕 6 克	荆　芥 6 克
竹　叶 6 克	薄　荷 6 克	钩　藤 6 克
杏　仁 6 克	酒　军 3 克	

3 剂，每剂分 4 次服。

患儿服药一剂，体温即退，咳嗽减轻，未见腹泻，3 剂尽，病瘥。

以上两案，皆是反复感冒发热，开始都是静脉输注抗生素以及补液治疗，效果不理想，中药治疗用蝉衣、荆芥、薄荷、钩藤、白僵蚕等外疏风热，同时少佐酒军通腑导滞，清泄里热，表里双解，效果较理想。

以燥治燥疗消渴

2009 年 11 月 28 日　星期六　天气：晴

转眼间随路老学习已经一年的时间了，这一年中收获很多，发现来找路老看病的多是些疑难重症，病程长，病情复

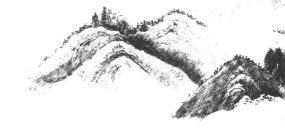

杂，已经过中西医多方治疗。路老对这类患者的诊治剖丝缕系，信手拈来。从今天起，将路老对几种疑难病的治疗经验和自己的点滴体会分述如下：

糖尿病，其起因以及临床诊治在中医典籍中早有记述。考古发现，远在公元前1122年的殷朝甲骨文中记载16种疾病内即有"尿病"，类似现代糖尿病的症状；消渴之名，首见于《素问·奇病论》；而消渴病之名称，则首见于隋·甄立言《古今录验方》，惜已遗。其内容则见于唐·王焘《外台秘要·卷第十一·消中消渴肾消方》。《外台秘要》云："古今录验论：消渴病有三，一渴而饮水多，小便数，无脂似麸片甜者，皆是消渴病也。二吃食多，不甚渴，小便少，似有油而数者，此是消中病也。三渴饮水不能多，但腿肿脚先瘦小，阴痿弱，数小便者，此是肾消病也。"后世三消证之分类及症状表现概导源于此。尤其是在唐代，总结出消渴病的四大疗法，包括运动、药物、饮食、心理等，这种防治结合，多向综合治疗的思想比英国早一千多年，现在仍指导着中医临床。

路老认为：现代社会的糖尿病，与古代之尿病、消渴就有许多不同。从症状上古代出现三多一少症状明显，而时下糖尿病病人出现这种典型症状的却不是很多，相反有很多患者临床甚至没有症状，只是在体检时才发现血糖升高。而且年龄趋于年轻化，30～40岁的高血糖患者所占比例越来越多，甚至二十几岁就发现血糖升高。多数患者形体肥胖，面色虚浮，肚腩偏偏，疲乏无力，纳差，便溏，舌质多淡胖、淡嫩、淡白，齿痕，苔腻，多夹湿，脉沉细滑或濡滑。这些早期的糖尿病患者临床脾虚湿滞的表现尤为突出。虽然成因是多方面的，但脾虚，代谢机能下降是根本原因，尤其在糖尿病初起阶段和年龄较轻的患者，脾虚症状更为突出。路老认为：脾为土脏，胃为水谷之海，水赖土存，土赖水润，方能使万物蕃茂，生生不息。倘若饮食不节，味甘肥美过度，或长期饱食终日，懒于运动，或劳倦内伤，久坐疲怠，或久思劳神，房劳太过，损伤于脾肾，使脾运不健，水湿内蕴不行，脾不能为胃行精气，精微敷布失常，发为消渴。随着病情日久，脾气虚弱，津液输布乖违，湿浊反生。后期病机虚实兼夹，阴阳俱损。由于脾阴不足，不能为胃行其津液，阴虚燥热炼湿成浊，化热成毒，不能布津，常化燥伤阴，燥郁不能行水多夹湿，阴虚夹湿浊、浊瘀阻滞经络，变证百生。所以在治疗上，路老主张健脾燥湿，升清布精，"以燥治燥"。以凉润治渴人尽皆知，而以健脾燥湿药治渴者则不多，路老治疗善用补脾气之黄芪和补脾阴之山药、莲肉治疗糖尿病，以取其敛脾精之作用；黄连配伍燥脾之苍白术，苍术苦温，燥湿摄脾津，以鼓舞胃气升其津液，白术甘温，补脾燥湿生津；鸡内金配伍僵蚕，鸡内金运脾消食兼以化瘀，并能以脏养脏；僵蚕运脾通络，泄浊。以脾胃为重点，脾胃一振，三消皆除。诚如张隐庵所云"燥脾之药治之，水液上升即不渴矣"。

在糖尿病治疗上，路老主张健脾燥湿，升清布精，"以燥治燥法"。

　　如治谢某，男，60岁，发现糖尿病2年余。空腹血糖14.32毫摩尔/升，尿糖（++++）。曾服二甲双胍，血糖控制不理想。刻下症：口干渴，饮水多，平素饮花茶较多，约5~6升/日，消谷善饥，睡眠多梦，大便1~2次/日，不成形，小便多，尿频、尿急、尿痛，余沥不尽，尿道口有灼热、刺痛感，形体丰腴，鼻准头红赤，舌体胖大，质暗滞，中有裂纹，苔薄白，边有齿痕，脉濡细小数。左肾结石、轻度脂

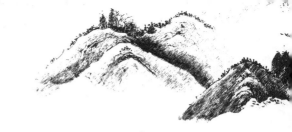

肪肝史。治以化湿浊，清热通淋。

处方

南沙参 15 克	西洋参（先下）10 克	麦　冬 12 克
黄　精 12 克	茵　陈 15 克	杷　叶 12 克
生石膏（先下）40 克	知　母 10 克	石　斛 10 克
黄　连 10 克	鸡内金 12 克	僵　蚕 8 克
金钱草 18 克	地锦草 15 克	地骨皮 12 克
炙　草 8 克	益智仁（后下）8 克	

14 剂，水煎服。

茶饮方

黑大豆 20 克	旱莲草 12 克	女贞子 15 克
枸　杞 12 克	玉米须 30 克	琥珀粉（分冲）3 克
冬葵子 15 克	蝼　蛄 5 只	川牛膝 12 克

7 剂，两日一剂，水煎代茶慢饮。

　　二诊：湿热渐解，症状改善，依前法，以益气阴为主，佐以清湿热，敷津止渴。

处方

五爪龙 20 克	西洋参（先下）10 克	炒麦冬 12 克
石　斛 12 克	黄　精 12 克	生石膏（先下）30 克
知　母 12 克	黄　连 10 克	鸡内金 12 克
僵　蚕 8 克	炒山药 15 克	地锦草 15 克
旱莲草 12 克	女贞子 12 克	佛　手 9 克
桃杏仁各 9 克		

14 剂，水煎服。

依上方调治 3 月余，诸症改善，血糖控制理想，制成丸剂，调理善后。并嘱其饮食清淡，控制甜食，适当运动，增强体质。

失眠重在和解枢机

最近一段时间工作有些紧张，父亲又生病住院，心情有些烦躁，接连几天出现失眠，

自己开了补心汤，吃了几付，效果不理想。所以今天早早过来想要路老给开个药方。路老问我情况后，并没有给我开方，只是说了一句话：暂病尚不需药，调情志，多运动。听路老说完，心中不免有些惭愧。是啊，俗语云"心病还须心药医"，亏自己天天学中医，中医"治病必求其本"的道理天天讲，可是到了自己身上，竟然又犯了糊涂。虽然没有开药，但却引起我对失眠的重视。我在临床上治疗失眠患者，多是以酸枣仁汤、补心汤等养心安神之补法为主，效果一般。随路老学习以来，见路老所治失眠患者用药不拘常法，但临床效果多能随药而愈，今天就诊治了这样一位复诊的失眠患者。

张某，男，48 岁，某部队干部，失眠 3 年，近期因国庆安保，工作紧张，压力大，导致失眠加重，眠浅易醒，醒后难寐，眠不解乏，伴有汗出，困倦乏神，烦躁易怒。平素畏寒，纳可，二便调，面色晦滞，舌体中，舌质红，苔少，脉

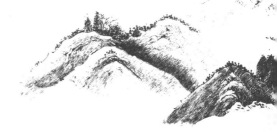

弦滑。既往有高血压病史 3 年。初诊治以养血柔肝，和解枢机，交通心肾。

处方

西洋参（先下）10 克	五爪龙 30 克	青　蒿 12 克
炒黄芩 10 克	玉　竹 12 克	丹　参 12 克
莲　心 6 克	炒枣仁 30 克	炒白术 15 克
竹半夏 12 克	炒杏仁 9 克	炒薏仁 30 克
茯　苓 30 克	广木香（后下）12 克	桂白芍 12 克
盐知柏各 6 克	生龙牡各 30 克	

14 剂，水煎服。并嘱患者适劳逸。

今日复诊，患者睡眠明显好转，汗出减轻，精力渐充，守方去莲心改黄连 8 克，桂白芍改 15 克，去玉竹加肉桂（后下）4 克。再进 14 剂。

路老临证治疗失眠患者不拘常法，观察其医案用药也并不是完全针对失眠症状治疗。而多是从临床兼症入手，临证用药相当活泛。上述病例就不难看出用药清养兼施，五脏兼顾，而失眠却应药而愈。

路老认为：治疗失眠，不要总是把注意力集中在失眠上，而要仔细推寻引起失眠的原因。"卫气行于阳则寤，行于阴则寐"，人体正常睡眠是阴阳调和、营卫和谐的结果。尽管临床引起不寐的原因众多，但总是导致了阴阳的失调，而去除病因，使阴阳平衡是治疗失眠的基本原则。他对《伤寒六书》中所说的"阳盛阴虚，则昼夜不得眠，盖夜以阴为主，阴气盛则目闭而卧安；若阴为阳所胜，故终夜烦扰而不得眠也。"非常认同。

人体的心神活动是以五脏的精气为物质基础，情志所伤可以影响五脏，其中尤以过怒、过喜、过思、过悲更为常见。这些情志活动往往耗损五脏的精气，导致脏腑、气血、阴阳失调及气机不畅，继而痰浊、郁火等邪气接踵而至，扰乱心神出现不寐。中医自古就有"人不得子午觉不能长寿"之说。现代人白天忙于工作，到了晚上，又要饮酒应酬，甚至通宵达旦，致使夜晚阳不入阴，卫气不能入营，营卫失调，应寐反寤，或于午夜过后，阴阳交替时醒而不能再睡，甚至彻夜不眠。《灵枢·口问篇》言："阳气尽，阴气盛，则目瞑；阴气尽，而阳气盛，则寤矣。"可见阴阳平衡对于人体正常睡眠的重要性。因此，路老认为失眠治疗的根本原则就是"和阴阳"，其中包括调和脾胃，和解少阳，交通心肾，用方常融蒿芩清胆汤、桂枝加龙骨牡蛎汤、交泰丸等综合为一方，但总以和解枢机、调和阴阳为大法。至于短期或偶尔的失眠多是外界因素导致阴阳暂时的失衡，这些患者通过调节情志，去除诱因多可自行缓解，而适当的运动可以

> 失眠治疗的根本原则就是"和阴阳"，以和解枢机，调和阴阳为大法。

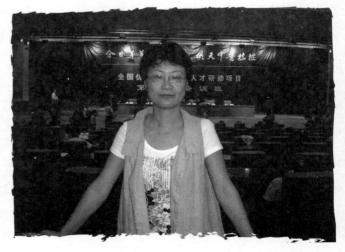

作者参加在长春举办的全国优秀中医临床人才研修班

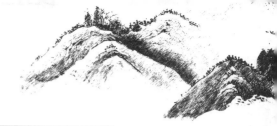

使气血流通，从而达到调和营卫、交通阴阳的作用。

疏肝理脾调治疲劳综合征

2009 年 12 月 1 日　　星期二　　天气：阴有小雪

　　疲劳综合征，是近年来常见的一种疾病，属于中医"虚劳"、"郁证"的范畴。多由于工作节奏快，长期工作压力、生活压力大，体力、脑力长期处于疲劳状态，情绪长期处于紧张、压抑状态，使身心不能得到及时的休息和调整，临床表现为疲劳、四肢酸痛、食欲不振、健忘、失眠、敏感、低热或精神抑郁等。近年来发病率呈上升趋势，且年龄趋于年轻化。

　　今天就有位疲劳综合征患者就诊。罗某，男，25 岁，某银行业务经理，疲劳乏力已半年。患者平时工作压力大，性格内向，半年前因为与同事吵架后情志不舒，无处宣泄，遂逐渐感觉疲劳，头晕，多汗，发热，困倦乏神，眠不解乏，进行性加重，半年来遍访京城名医，服中药无数，效果惘然。患者痛苦不堪，求治路老。刻下症：疲劳，头昏沉，困倦乏力，乏神，嗜卧，噩梦纷纭，眠浅易醒，醒后仍感疲乏，急躁易怒，郁郁寡欢，口干而黏，平素喜可乐等冷饮，纳后脘腹胀满，嗳气，肠鸣，大便溏薄，日 3 次，小便黄。望之面色晦暗，乏神貌，情绪低落，下唇殷红微肿，爪甲无华，甲床干燥起刺，唇干，舌体胖，舌质紫暗，边有齿痕，苔薄黄腻，脉左弦滑，右沉弦。路老分析：患者年纪轻轻就已经是部门经理，工作压力可想而知，平时经常加班熬夜，生活饮食没有规律，复因与同事矛盾未能化解，郁积于内，气机郁滞，进而影响脾胃，中州斡旋失司，诸症丛生，甲床干燥起刺即是脾虚肝郁，性格内向之象。治法：疏肝解郁，温运中州，清化湿浊。

处方

五爪龙 30 克	西洋参（先下）10 克	八月札 12 克
郁　金 12 克	石见穿 15 克	茵　陈 12 克
广木香（后下）10 克	炒苍术 15 克	厚朴花 12 克
炮　姜 10 克	黄　连 10 克	炒杏仁 9 克
炒薏仁 30 克	砂　仁（后下）10 克	炒防风 12 克
败酱草 15 克	生大黄（后下）3 克	生　姜 2 片

14 剂，水煎服。

疲劳综合征的基本病机主要为虚与郁，以郁为主。其发在肝，其应在脾胃。

路老认为： 疲劳综合证的基本病机主要为虚与郁，以郁为主。虽然临床常常表现一派虚象，但大多是由于因郁而致虚的假象，多数可以通过舒郁导滞，调整气血得到缓解。疲劳综合证之郁，其发在肝，其应在脾胃。肝属木，其应为春，春主生发，喜条达疏泄，如果长期工作紧张，思虑多，压力大，劳心过度，情怀不畅，木郁不达，有如春木被郁，生机被遏，失去生发之性，而精神委顿、抑郁，甚至对生活失去乐趣，并会引发其他四脏的功能失调。肝主谋虑，为罢极之本，肝郁魂抑，相火妄动，扰乱心神而烦躁多梦、精神抑郁，记忆力、反应能力下降；肝主藏血，如肝用太过，日久可致肝体失养，使肝的精气衰、筋不能用而致肢节酸痛；肝郁气滞，肝气横逆进而引起脾胃失和，脾胃运失则

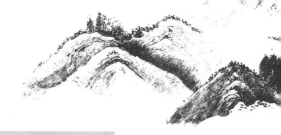

生化无权，可见四肢肌肉无力；清阳不能上达则头晕，湿阻中焦则腹胀、腹满，在下则肠鸣便溏；不能养心神则心悸健忘；不能滋养肾精则腰酸腿软、耳鸣、健忘等。此时应宣展气机，振奋阳气，辅以健脾和胃、清化湿浊、宁心益肾之品，使其恢复盎然生机。

治胸痹以调理脾胃为先

2009 年 12 月 5 日　　星期六　　天气：晴

冠心病，属中医"胸痹"范畴，临床治疗此病，多以活血化瘀法为主。路老认为：胸痹一证，"痹"是结果，虚是本质。而瘀血机制只是胸痹的一个方面，仲景所说"阳微阴弦"才是胸痹之病机。也正是基于这种观点，路老临证治疗本病多立足脾胃，调脾胃，化痰浊，疏利气机。从发病上说，一般多为中年以后发病居多，这时脾肾功能已开始由盛渐衰，病人多虚实兼夹，因虚致实者多。从症状上说，多数病人伴有乏力，胸闷气短，活动后加重，或者是劳累、饱餐后发病的特点。今天就有一位复诊的胸痹患者，给我印象很深。

刘某，男，62 岁，2009 年 9 月 1 日初诊。心前区不适 2 个月。伴有气短，汗出，眠差，脘闷腹胀，二便尚调，舌质暗红，苔黄腻，脉弦滑不整。冠脉 CT：左前降支狭窄 <50%。既往有高血压病史 10 年，服西药控制。西医诊断：冠心病，房颤。给予"欣康"、"心律平"、"拜阿司匹林"等治疗，

未见改善，求治中医。辨证：湿浊阻遏，气机不畅，胸阳不展。治拟化湿降浊，斡旋气机。

处方

竹半夏 9 克	厚　朴 12 克	炒枳实 15 克
茯　苓 20 克	石菖蒲 10 克	白蔻仁（后下）5 克
茵　陈 12 克	炒杏仁 9 克	藿　梗 12 克
郁　金 10 克	竹　茹 12 克	炒三仙各 12 克
甘　草 6 克		

14 剂，水煎服。

2009 年 10 月 7 日二诊：上方服用 14 剂，自觉胸中气机渐舒展，又连续服用 20 天。今日复诊：心前区不适、气短等症明显缓解，脘闷腹胀已不显，脉律渐整。既见微效，前方加旋覆花（包）9 克，续进 14 剂收功。

如果没有看到病例，只看方子，多会以为这是一张治疗脾胃病的处方，虽然我已经随路老学习一段时间，仍不得其法，所以向路老请教。路老没有正面回答我的问题，只是说：你回去看看古代有关胸痹的医案。我遵照执行，翻阅大量古代医案，发现很多古代医家调治胸痹，或从脾胃治，或参以调脾胃，理升降之法，反倒活血化瘀者少见。如清代《也是山人医案·胸痹》："某关部独涩，纳食不降，中阳欠运所致，作胸痹治。薤白（一钱五分），香附（一钱五分），橘皮（一钱），半夏（一钱五分），茯苓（一钱五分），瓜蒌皮（一钱五分），姜汁（一匙），三服效。"又如《肯堂医论》："故仲景治胸痹，以人参汤主之，若实者，则宜枳实薤白桂枝汤也。胃虚谷气不行，胸中闭塞而下区者，用辛药泻之，则呕益甚，

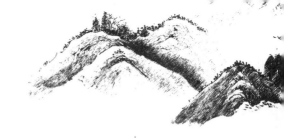

唯宜益胃，扬谷气而已。"

路老说：胸痹一证其病变虽在心，而其根源实则在脾胃，中焦脾胃往往是发病的关键。脾胃为后天之本，脾胃不足则五脏必失于济养，脾胃虚则寒湿内生。而且脾胃位居中焦，是人体阴阳、气血、水火升降之枢纽，脾升胃降，互为表里，升降相因，燥湿相济，倘升降失常，则不但影响水谷精微之纳化、输布，还会打破整个人体之阴阳、气血、水火之升降平衡。心肺虽居上焦，实赖脾胃之健运，脾胃为宗气之源。若肥甘无度，饥饱不调，情志过极，劳逸过度，致使脾胃损伤，气虚无以上奉，则宗气匮乏，久则心阳虚衰；血亏无以灌注，则血脉不充，脉道滞涩，久则脉络不通。脾主运化，脾虚不运则湿浊中阻，积久上蕴胸中，则胸阳不展，阻滞血脉，则痹而不通。因此，胸痹应该从调理气机入手，而调理气机首要调理脾胃。

在调理脾胃气机时，路老尤其重视调其升降，且常意欲升清则稍加降浊之品，希其降浊而少佐升清之味，从而使升降相因，出入相济。方中以杏仁肃肺气，蔻仁、半夏、厚朴、藿梗、炒枳实辛开苦降，畅中气；茯苓、炒枳实渗下，导浊邪下趋；郁金气中血药，行气和血；菖蒲入心脾经，引药入心，又可醒脾气。诸药合用，开上、畅中、渗下，使中州畅运，浊邪下趋，胸阳展布，阴霾自散。

上篇 侍诊日记

🌿胸痹一证其病变虽在心，而其根源实则在脾胃，中焦脾胃往往是发病的关键。

🌿胸痹应该从调理气机入手，而调理气机首要调理脾胃。

111

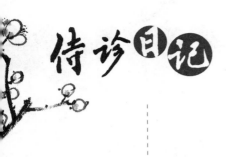

温中健脾治疗便秘

2009 年 12 月 8 日　星期二　天气：晴

中医大家临证用药，运筹帷幄之中，似信手拈来，但其机巧应变，张弛法度，如兵家临阵，所谓用药如用兵是也。今天有一习惯性便秘的复诊患者，令我重新认识到中医之精深，切身体会到大家临证用药之活泛。

张某，女，21 岁，便秘 3 年，大便 3～4 日一行，一直服用导泻药。刻下症：颜面痤疮，有脓头，双手掌起皮疹，经前加重，纳眠可，小便正常，平素嗜食生冷，舌质淡红，苔白腻，脉滑细。分析：平素喜饮冷，生活无规律，以致脾阳虚微，湿壅内郁，阴火上侵面部，肠腑失于传导。治以：火郁发之，温中健脾。

处方

藿苏梗各 10 克	厚　朴 12 克	姜半夏 10 克
炒苍白术各 15 克	炮　姜 8 克	陈　皮 10 克
茯　苓 20 克	桃杏仁各 10 克	当　归 12 克
火麻仁 12 克	炒防风 10 克	羌　活 6 克
炒枳实 15 克	甘　草 6 克	

14 剂，水煎服。

抄方时我在想，患者便秘多年，且颜面痤疮，苔腻，应

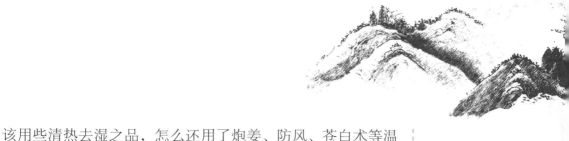

该用些清热去湿之品，怎么还用了炮姜、防风、苍白术等温燥药呢？我的心里打起来问号。闲暇之余请教路老，路老说：习惯性便秘是内科常见病，不能仅局限于一个"通"字，通导之法虽能取效一时，但病情常常反复难愈。《内经》云："魄门亦为五脏使"，便秘的形成不是简单的肠腑魄门的问题，与五脏六腑功能密切相关，尤其是肺气的宣降功能和肝胆疏泄功能。对于便秘的治疗既要立足脾胃气机升降，又要上调肺气，中调肝气，下调腑气，怎能仅是一"通"了之。治中焦如衡，脾胃宜平，肺气宜降，肝气宜疏。患者便秘 3 年，多服通导之品，日久必会伤脾败胃，又喜饮冷，生活无规律，以致脾阳虚微，湿壅内郁，阴火上侵面部，大肠失于传导。所以用苍白术、炮姜温阳健脾；藿苏梗、半夏等宣化湿邪；杏仁、厚朴宣降肺气；羌活、防风散肝胜湿，桃仁、枳实顺腑气，务在恢复脾胃温运腐熟之能为要旨。

后记：患者以温中健脾之法调理月余，大便恢复正常，且颜面痤疮消失，嘱其规律饮食，适当运动，改善脾胃功能，巩固疗效。

上篇　侍诊日记

🖐 对于便秘的治疗既要立足脾胃气机升降，又要上调肺气，中调肝气，下调腑气，怎能仅是一"通"了之。

湿秘证治

2009 年 12 月 12 日　星期六　天气：晴 西北风 3～4 级

随着生活水平的不断提高，食品加工愈来愈精细，带

113

来了许多负面的影响。加之有些人饮食起居无规律，缺乏体育锻炼，胃肠的蠕动减弱等诸多原因，致使便秘患者增多，而部分患者为了方便、速效，自服大黄粉、番泻叶及肠清茶、排油素等泻下之剂，初服效果明显，久服则伤脾败胃，脾虚不能运化水湿，湿阻气滞，升降失常，最终导致湿秘的发生。

湿秘一词，最早见于宋《济生方》："摄生乖戾，三焦气涩，运掉不行，于是乎蕴结于肠胃之间，遂成五秘之患。夫五秘者，风秘、气秘、湿秘、寒秘、热秘是也。"《张氏医通·卷七·大小腑门》曾专门论述过痰秘："痰秘者，痰饮湿热阻隔，气不升降……半夏、茯苓、木香、槟榔、枳实、橘红、香附、白芥子、姜汁、竹沥，不应，加大黄、黄连，甚则控涎丹下之。"虽然所论为痰秘，但是痰湿本为一家。吴鞠通《温病条辨》也对因湿导致的便秘进行了论述，书中中焦篇第39条云："阳明暑温，脉滑数，不食不饥不便，浊痰凝聚，心下痞者，半夏泻心汤去人参、干姜、大枣、甘草加枳实、杏仁主之。"路老善于治湿，治疗湿秘，以肃肺涤痰、健脾化湿、调节脾胃升降功能为治疗大法。

如今天诊治的路某，女，大便黏滞不爽2年，量少，不成形，脘腹胀，进食生冷加重，口干黏，渴欲引饮，饮不解渴，困倦思睡，疲乏少力，睡眠多梦，心悸，手足凉，咳嗽，痰多，色白，质稀难出，两颊痤疮，面色晦暗无光泽，舌质暗红，苔薄黄腻，脉弦细滑。治法：肃肺涤痰，化浊祛湿。

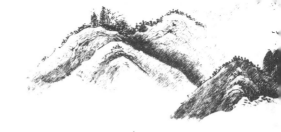

处方

瓜蒌皮 15 克	清 夏 12 克	黄 连 10 克
厚朴花 12 克	藿 梗 12 克	苏 梗 12 克
茵 陈 12 克	炙杷叶 12 克	炒杏仁 9 克
炒薏苡仁 30 克	桑白皮 12 克	地骨皮 12 克
生白术 30 克	炒苍术 12 克	砂仁（后下）10 克
炒莱菔子 15 克	炙酥皂角子 9 克	竹沥汁 30 毫升为引

14 剂，水煎服。

此方加减调理一月余，大便顺畅，他症渐失。

路老结合前人经验，治疗湿秘，以宣肃肺气、益气健脾、行气化湿、泄浊导滞为法。治湿亦使用下法，但应审时度势，中病即止；或采用补泻兼施，或采用先泻后补，以免变生他病。此案方中以瓜蒌皮、炙杷叶、桑皮宣肃肺气，导滞浊；炒苍术、生白术、炒薏苡仁益气健脾，藿梗、茵陈、清夏、砂仁芳香化湿；苏梗、厚朴花行脾气；竹沥汁、地骨皮清肺化湿浊而使之归清；炒莱菔子、炙酥皂角子燥能除湿，辛能通窍。诸药相合，既能化无形之气，又能逐有形之湿。

养心脾，调月经

2009 年 12 月 15 日　　星期二　　天气：晴

"起居有节，饮食有常，勿违天和"是中医重要的养生思想，但是能做到并非易事。近年来，随着女性地位不断的

路老治疗湿秘，以宣肃肺气、益气健脾、行气化湿、泄浊导滞为法。

提高，女性承担的相应压力也接踵而来，很多育龄女性由于生活或工作压力增大，导致精神紧张，有些甚至刻意推迟或者拒绝生育，或者反复多次流产，这些都增加了患病的风险，其中尤以月经失调最为常见。

路老调治月经病尤其重视心脾，推崇《内经》中"二阳之病发心脾，有不得隐曲，为女子不月"的理论思想，认为调治月经病不要一味疏肝、补肾、养血。五脏之间相关相因，很多月经失调多因思虑过度，劳伤心脾，脾虚则化源不足，冲任失养；心气不足，不能奉心而化赤为血，而致形体消瘦及月经量少，甚至闭经。

今天就有这样一位患者请路老诊治。

范某，女，38岁，近期因学习紧张，工作压力大，感觉疲劳，月经后期，经量少，失眠多梦，醒后难寐，面色少华，舌体瘦，舌质红，苔薄，脉沉细。此前有2次流产史，现在准备嗣育，请路老调治。治法：健脾益气，养血调经。

处方

五爪龙 30 克	竹节参 12 克	炒苍白术各 12 克
炒山药 15 克	莲 肉 15 克	炒枣仁 20 克
当 归 12 克	桂白芍 15 克	炮 姜 10 克
艾 叶 6 克	阿胶珠（烊化）8 克	醋元胡 12 克
生龙骨 30 克	生牡蛎 30 克	广木香（后下）12 克
炒三仙各 12 克	炙 草 6 克	

14 剂，水煎服。

抄方到炒枣仁时，我想路老一般用量是 15 克，就写了

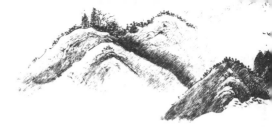

15克，路老说："20克，心主血脉嘛！"我听了暗暗记下，回来后仔细揣摩。

心与月汛的关系包括心主血脉以及心主神志两个方面。其一，心参与生成血液。张志聪云："化其精微，上注肺脉，奉心神化赤为血。"其二，心气推动血液的循环运行。心接受水谷精气滋养的同时，把一部分精气输送至血脉，以保证气血的正常运行。《素问·平人气象论》："脏真通于心，心藏血脉之气。"由此可见，心脏得先后天精气的滋养，有推动血液在脉中循环运行的作用。其三，心脏主宰全身生命活动。《素问·五脏生成篇》说："诸血者，皆属于心。"《素问·评热病论》中明确说明心与月事的关系："月事不来者，胞脉闭也。胞脉者，属心而络于胞中，今气上迫肺，心气不得下通，故月事衰少不来也。"正因为心既外合于"血之府"的脉管，又是血液运行的动力所在，全身各脏腑、组织能及时得到最重要的营养物质心血的濡养，以维持各种生命活动。所以，路老认为：妇女月经失调者，可求治于心，心血充，血脉旺，诸脉满溢，则经水行。女子以阴血为本，胞脉属心而络于胞中，心主血脉的功能如何，将直接或间接影响妇女的生理活动和病理变化，只有心神畅达，心阳之气下降，心血下交于胞中，月经才能按期来潮。

方中以五爪龙、竹节参、炒苍白术、炒山药、莲肉、炙草益气健脾；炒枣仁、当归、阿胶、桂白芍充养心血；广木香、醋元胡调畅气血；炮姜、艾叶温通胞脉；龙骨、牡蛎收敛心神；焦三仙和胃助药力，诸药合用心血充、脾气健、经水自会充盛，如期而至。

妇女月经失调者，可求治于心，心血充，血脉旺，诸脉满溢，则经水行。

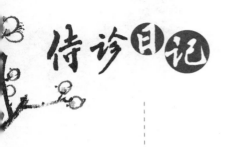

萎缩性胃炎的调治

因为上次跟师随诊时遇到一个老年萎缩性胃炎的患者，对路老的用药思路有了一些了解，最近几天自己也查找了一些相关资料。恰巧一个朋友患胃病多年，用中西药调治了很长时间，但是效果不理想，今天一早带病人求诊。

患者尹某，男，64 岁，胃脘不适 5 年。2002 年 9 月 30 日因饱食后感觉胃脘部如有重物压迫感，下腹部如物堵塞，下午至夜间症状加重，无疼痛，时嗳气，食欲可，眠安，大便成形，日一行，便前下腹部胀甚，便后缓解，夜尿频，2～3 次 / 夜。发病至今体重下降近 30 斤，面色晦滞如蒙尘，舌体胖大，质暗紫，苔白微腻，脉沉弦尺弱。胃镜示：慢性萎缩性胃炎。路老辨证：痞证。治法：辛开苦降，疏肝和胃。

处方

太子参 12 克	八月札 10 克	素馨花 12 克
竹半夏 9 克	厚朴花 12 克	黄　连 6 克
苏荷梗各 9 克	旋覆花（包煎）10 克	杷　叶 12 克
干　姜 6 克	郁　金 10 克	生谷麦芽各 20 克
五谷虫 10 克	醋莪术 10 克	炙　草 6 克

14 剂，水煎服。

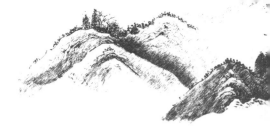

闲暇之时，我请教关于本病的治疗原则和方法。

路老说：胃为六腑之一，居中焦而达四末，沟通表里内外，五脏六腑无不以其为用，其务也繁，临证罹患胃病者最多。脾胃为表里，一升一降，降而则升，升则始降，升降疏顺，胃病不生，而升降之机则在肝，故治胃之法，调脾、调胃、调肝、调气耳，慢性胃病尤需兼而调之。慢性萎缩性胃炎，为临床常见脾胃病之一，属中医痞证、胃脘痛的范畴。发病多因情志失调，气郁伤肝，肝失疏泄，横逆犯胃；或饮食调治失宜，胃腑积热，日久胃阴不足，脾气虚馁。故本病临证多虚实夹杂，常常肝郁脾虚、胃阴不足、湿浊中阻并见。临床治疗，当详审病机，用药不可猛烈，过用消导。治疗以疏肝醒脾，和胃通络为法。肝气犯胃症见胀痛引胁，嗳气频多，干呕泛恶者，疏肝不宜过用破气疏泄，可酌加厚朴花、刀豆、娑罗子、旋复花、广木香、橘叶等，取其性平和，不温不燥，无破气伤阴之弊，又有醒脾调胃之功。若脾气虚馁，湿浊困脾，中焦湿浊不化者，祛湿即是健脾，药用厚朴、藿荷梗、苍术、茵陈、半夏、白豆蔻等，化湿醒脾，兼能疏肝和胃。慢性萎缩性胃炎多为胃病之渐，胃中腺体萎缩，胃阴不足，治疗又当养阴益胃，常用石斛、太子参、生山药、生白术、生白芍等甘平、甘凉、酸淡之品，养阴益气，又无碍湿壅气之弊。肺为金脏，生于中土，主气兼调水道，有制肝之能，故临证常加杏仁、枇杷叶等，既助于化湿，又利于疏肝调气。久病入络，慢性萎缩性胃炎之胃痛多不同于急性胃病之实痛，非单单疏理可以建功，当用和血通络之品，如当归、白芍、山楂、郁金、旋覆花、九香虫、五谷虫等。胃腑以通为用，胃气不降者，当知升降之权，疏肝之外，可少佐消导之品，大黄为药中四维之一，世医畏之猛烈，实则为治胃之夏剂，有健胃之功，但用量需权衡。慢性病使用尤需注意，少则1～2克，多则5～6克，有启胃开闭之觞，临证常可获佳效。对慢性萎缩性胃炎胃脘堵胀明显者实可用之，但毕竟为苦寒之品，宜中病即止。久病多有郁热，肝郁胃滞亦可化热，故临证阴虚胃滞常与郁热并见，可酌加蒲公英、连翘、黄连等品。黄连坚胃，但过于苦寒，稍稍用之，有开胃之功，多用反受其害。若临证寒热并见，泻心汤最为合拍，但姜夏与芩连之量需细加斟酌，非言语可表，以称病为度，干姜、黄连皆堪称猛烈之品，辛开苦降，相制相佐，配伍甚有变化，治胃病以小量配伍，有时比大量用之更觞见效。慢性胃病，久则及肾，肾阳亏虚者又当脾肾双补。约而要之，治胃之法，以通为用，而通法随证而施，不可拘泥。且胃主收纳，生冷杂啖，很难控制，治疗不仅须药饵缓调，而且生活将息失宜，又非单单药物可建功，言语疏导，纠偏向善实为治本之法。

> ❀治胃之法，以通为用，而通法随证而施，不可拘泥。且胃主收纳，治疗须药饵缓调，言语疏导，纠偏向善实为治本之法。

后记：患者服上方10剂后再诊，胃脘部重物压迫感、堵塞感明显减轻，午后至夜间腹部胀满不适也明显减轻。舌质暗红而滞，苔薄白，脉沉弦小滑。治法：即见效机，守方出入。上方去素馨花、旋覆花，干姜改炮姜6克，加砂仁8克，甘松8克，继服14剂。如此调理半年病瘥。

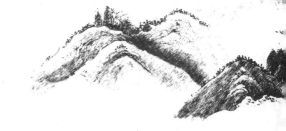

辛以润之疗燥痹

2009 年 12 月 22 日　　星期二　　天气：晴

　　干燥综合征是以外分泌腺病变为主的系统性结缔组织病，除唾液腺及泪腺最易受累外，其他内脏也可受累。可单独发病，也可继发于其他自身免疫性疾病，如类风湿关节炎、系统性红斑狼疮、硬皮病等。现代医学对该病的治疗常常限于激素及免疫调节剂，但临床治疗现状并不理想。中医没有与之相应的病名。路老是国内系统对本病进行研究的中医之一，他根据干燥综合征临床发病、治疗、转归的特点，首先提出将本病命名为"燥痹"，并得到中医界的一致认可。这一概念不但概括了该病的临床特征，而且还包含着病因病机。"燥痹"系燥邪（外燥、内燥）损伤气血津液而使阴津耗损，气血亏虚，进而出现瘀血痹阻，痰凝聚结，脉络不通等，临床以口咽干燥为主要症状，同时伴有机体多系统、多脏器损害之病症，可涉及心、肝、脾、肺、肾各脏及其互为表里的六腑、九窍等。

　　燥痹之"燥"即是一种发病因素，也是疾病导致的结果，或者说是一种病理状态。燥痹初起，津液燥化，日久凝练成瘀、成痰、成毒，危害加深，出现一派津液不足之象：关节、筋脉失濡，则关节疼痛，筋脉拘急；胃液匮乏则口咽干、食道灼痛、咽干性食物困难、纳少；泪液、唾液缺乏则腮腺肿胀、眼干；血液被燥邪侵袭则燥化，出现闭经、白带少，血液黏稠则血脂、血黏度增高、血小板聚集而见血小板增多；肠道失润则便秘；脾虚水液不能运化而大便反溏，使水液不能被机体利用而下趋，更加重干燥征象，继而心脉失于血液濡养而胸闷气短，甚则出现心脉痹阻；血液黏稠，则诱发或加重动脉硬化而致脑络瘀阻则心脑血管病发生；在燥化的过程中出现燥瘀、燥痰、燥湿相兼为患，使五脏六腑、四肢百骸、筋脉、肌肉、关节皆会失去津液濡养而变证百生。因此，路老认为燥痹有阴伤液亏与痹阻不通的双重性，若单纯按"燥者濡之"而治，似难合拍，也很难适应燥痹的复杂临床证候。临证应根据患者病位之所在、病情之变化、体质之差异、季节之不同、病程之久暂区别治疗用药。

路老经过多年的临床总结，自拟路氏滋燥饮（太子参 15克，天麦冬各 12 克，桑枝 10 克，石斛 10 克，炒山药 15 克，葛根 10 克，佛手 10 克，丹参 12 克，赤芍 12 克，炒白芍 12

（左侧栏）

路老认为燥痹有阴伤液亏与痹阻不通的双重性，若单纯按"燥者濡之"而治，似难合拍。临证应根据患者病位之所在、病情之变化、体质之差异、季节之不同、病程之久暂区别治疗用药。

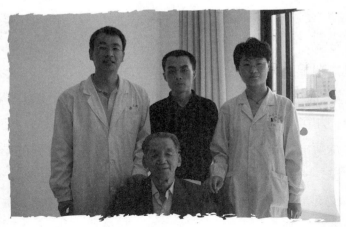

2007 年，作者（右一）在广安门医院进修时与路志正教授（中）及随路志正教授学习的学生们一起合影

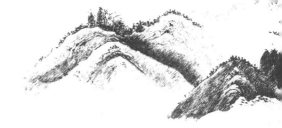

克，首乌藤 18 克，秦艽 12 克，生白术 15 克，乌蛇肉 10 克，五味子 10 克，甘草 6 克），加减化裁，临床收到满意效果。如今天复诊的徐某，路老经过 2 年多的调理，患者病情平稳且缓解，并同时减少了激素用量。

患者女，67 岁，2006 年 3 月 29 日初诊。头晕、口眼干燥、乏力 10 年，2000 年协和医院诊断"干燥综合征"。刻下症：口干，不欲饮，咽干性食物困难，眼干，鼻腔干涩，口腔、口角发红且痛，口腔溃疡，纳食少，胸骨后食道灼痛。服帕夫林后腹胀、腹泻，大便 3～4 次/日，便质散、气秽恶臭，小便黄，睡眠差，头晕，左侧头痛，心悸，上午较甚，下午减轻，易疲劳，潮热汗出，心烦易怒，喜静，活动后气短，偶有肝区疼痛，乏力，形体消瘦，两颧浮红，周身皮肤干燥，唇干，舌质红绛无苔，舌体碎裂，脉沉弦小数。既往慢性乙型肝炎史 20 年；糖尿病史 5 年；CT：肺间质纤维化。现服用泼尼松、雷公藤、帕夫林等西药。路老分析：既有气阴两虚又有脾虚肝肾不足，治感棘手。治法：益气阴，理脾胃，滋肝肾。处方以自拟路氏滋燥饮化裁。

处方

太子参 15 克	南沙参 15 克	玉　竹 10 克
石　斛 12 克	麦　冬 8 克	天花粉 8 克
白　芍 12 克	生白术 12 克	生山药 15 克
生薏苡仁 20 克	芦　根 30 克	葛　根 10 克
炙　草 6 克		

14 剂，水煎服。

以此方加减，经过 2 年的调理，患者今日第二十八诊：药后自觉周身有劲，面色较前明亮，两颧浮红、双目干涩已查，头晕头痛、心悸气短、口干、食道干痛大减，咽干性食物已不困难，食量增加，关节痛好转，大便逐渐成形，日1次。现肩项沉紧，右腰骶疼痛，甚则牵及右下肢，隐约刺痛，眠差，多梦，偶有肠鸣，舌质嫩红，有少量薄白苔，脉弦滑。治则：益气养血以荣筋，清心育神以安神。

处方

西洋参（先下）10克	当 归 12克	桂白芍 15克
黄 精 12克	炒柏子仁 20克	茯 苓 30克
远 志 10克	黄 连 10克	炒桑枝 30克
秦 艽 12克	片姜黄 12克	红 花 10克
海桐皮 12克	炒苍术 12克	醋香附 12克

继续调理，缓以图功。

本案患者患干燥综合征多年，又兼有糖尿病、慢性乙肝、高血压等病，病情复杂，尤其是兼见大便溏薄、关节痛之症，此时，滋阴药多滑润多汁，容易加重便溏，又影响药物的吸收利用，健脾药则多性温燥，使用不当则易伤阴津。路老用药在"燥者濡之"的基础上，根据病情的变化和燥邪的相兼而适当佐以活血化瘀、辛以化湿、温以化痰等法。选用太子参、生山药益气养脾阴，生白术温而不燥；兼有关节疼痛、怕风之症者，加入防风、秦艽、炒桑枝、海桐皮等甘辛平、甘辛寒、辛苦微温之品，路老认为，这些药属"风中润剂"，既无伤阴之虞，又符合"辛以润之"之经旨。

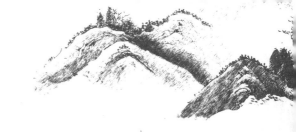

清营和胃治狼疮

2009 年 12 月 26 日　　星期六　　天气：晴

系统性红斑狼疮，中医无相应病名，其临床证候复杂，变化多端，很难明确划分为中医的某一病症，但若以皮损论可归为中医"阴阳毒"、"蝴蝶斑"、"疫毒发斑"的范畴。本病的发生多由于先天禀赋不足、七情内伤、劳累过度所致，外受热毒为其外因。其发病初起多表现为邪实，后期则为本虚，但虚实夹杂在整个病程中最多见。

路老认为本病是因虚致病，病机虚中夹实，以虚为主，因此在整个治疗过程中，补虚是常法，标证亦宜兼顾，当标证为主时，则应先治标，但治标终究是暂时的。而且就诊患者绝大多数病程较长，多是已辗转多家医院，长期或者反复服用激素、调节免疫药物等，以致临证虚实兼见，寒热错杂。此时，辨证地使用中药治疗，不但可以强化激素的疗效，减轻激素的毒副作用，而且可以发挥中药减毒增效的双重治疗作用。

如今天就诊的患者，女，26 岁，系统性红斑狼疮发现月余。1 个月前新婚，比较劳累，感冒高烧，而后出现颜面、手足圆形红斑，当地医院确诊为系统性红斑狼疮，转诊中日友好医院住院治疗，给予泼尼松、羟氯喹、复方环磷酰胺等调节免疫药治疗，病情未能稳定。刻下症：颜面、手足圆状红斑，色暗红，眼干涩，口干欲饮，烦躁易怒，睡眠不实，多梦，纳少，便调，月经先期，量中等，色深红，有血块，黄带量多，腰酸，形体瘦，面色无华，舌体瘦，舌质红，边有齿痕，苔薄，脉沉细尺弱。治法：益气阴，清营热，和脾胃。

处方

南沙参 12 克	炒麦冬 12 克	生　地 12 克
元　参 12 克	生石膏（先下）30 克	知　母 10 克
丹　皮 12 克	紫珠草 15 克	炒杏仁 9 克
炒薏苡仁 30 克	炒白术 15 克	生山药 15 克
桂白芍 15 克	炒三仙各 12 克	八月札 12 克
炒枳实 12 克	紫石英（先下）30 克	

14 剂，水煎服。

茶饮方

西洋参（先下）8 克	炒麦冬 12 克	五味子 4 克
生薏苡仁 30 克	莲　心 6 克	白茅根 30 克
玉米须 30 克	荷叶（后下）12 克	

7 剂，两日一剂，代茶慢饮。

　　路老分析：本病初为结婚疲劳伤正，复感外邪，乘虚入里导致高热不退，热邪不解，内陷营分，出现发斑，热虽退，但气阴已伤，营中余热未尽，属于中医"疫毒发斑"的范畴。方以玉女煎去牛膝、熟地加生地、玄参为主益气阴，加丹皮、紫珠草清营中余热，凉血化斑；白术、山药、炒三仙、杏仁、薏苡仁、炒枳实、八月札和脾胃，悦脾气，免滋阴药腻胃碍膈，又能辅佐养阴药益气以生津；紫石英镇心安神，以疗虚

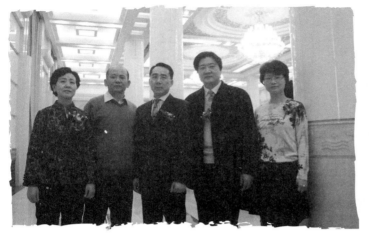

作者（右一）与路老三子路京达（中）及路老学生合影

烦不眠。代茶饮作为主方的补充，与主方功效相近，通过代茶饮频服的方式，使药力持久发挥作用。诸药合用，共奏益气阴、清营热、和脾胃之功效。路老还指出：系统性红斑狼疮症情复杂，治疗棘手，用药的同时还要叮嘱患者心胸开朗，合理膳食，适当运动，做好患者的心理疏导，使患者与医生配合，坚持治疗。

益气清热治狐惑

2009 年 12 月 29 日　　星期二　　天气：晴

白塞病，是一种可侵犯多系统、多器官的全身性疾病，其中以口、眼、生殖器溃疡，消化系溃疡，皮肤痤疮样脓丘疹为主要临床表现，属中医"狐惑病"范畴，为临床难治性疾病之一。《金匮要略》中云："狐惑之为病，状如伤寒，默默欲眠，目不得闭，卧起不安，蚀于喉为惑，蚀于阴为狐，……蚀于上部则声喝，甘草泻心汤主之。蚀于下部则咽干，苦参汤洗之。蚀于肛者，雄黄熏之。"对其病因、病机、治法及方药作了较详细论述，时至今日仍有临床指导意义。

路老认为：本病与湿邪密切相关。现在全球气候变暖，气候潮湿，人们贪凉饮冷，空调的使用率增加等都会导致湿邪侵袭人体；加之平素嗜食肥甘辛辣，恣食生冷，损伤脾胃；或热病后余热未尽，影响脾胃功能；或长期精神紧张，情志不宣，郁久化火，波及脾胃；或房事过度，肾精久耗；或素体脾虚，均可使脾胃运化失职，津液不得转输，停聚而成湿。湿邪伤人最缓最隐，而难觉察，其性重浊黏腻，一旦侵入人体则深入脏腑，隐匿经隧，循经上蚀下注，形成本病。同时湿邪又会随人体体质的差异发生不同的变化，或夹热熏蒸；或湿热久停，蒸腐气血，化热成毒，上下相蚀；或日久伤及气阴，致使虚实兼夹，缠绵难去。

如今天诊治的孙某，男，34岁。反复口腔溃疡10余年。1995年患"甲肝"后反复发作口腔溃疡，发作时体温升高，每隔3~6个月发作一次，持续2个月左右始愈。现正值发作期第3天，下唇、舌系带、口腔颊膜多发大面积溃疡，疼痛，影响进食、说话，伴有发热，体温波动在37.5摄氏度~38.7摄氏度之间，恶寒，无汗，头痛，夜间可见汗出，纳谷不馨，晨起恶心干呕，口中发黏，睡眠欠安，早醒，困乏，大便调，溲黄。望之形体消瘦，面色晦滞，乏神貌，唇

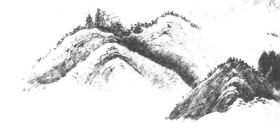

色暗红，唇干，舌边有齿痕，质暗红，苔白腻滑，左脉弦紧，右脉弦细数，尺脉大。路老分析：狐惑病，病程虽久，气阴两伤，郁热内生，宜益气阴，清虚热，和营卫，潜阴火。

处方

西洋参（先下）10克	南沙参 15 克	炒麦冬 12 克
石 斛 12 克	生石膏（先下）30 克	竹半夏 10 克
银柴胡 15 克	秦 艽 12 克	青 蒿 15 克
胡黄连 10 克	生薏苡仁 30 克	盐知母 8 克
盐黄柏 8 克	川牛膝 12 克	生龙骨 30 克
生牡蛎 30 克	桂白芍 15 克	生甘草 10 克
炙甘草 10 克		

14 剂，水煎服。

茶饮方

竹节参 12 克	北沙参 15 克	玄 参 10 克
青 果 10 克	桔 梗 10 克	玉蝴蝶 9 克
甘 草 8 克	薄荷（后下）3 克	

7 剂，两日一剂，代茶缓缓含咽。

路老认为：白塞病起因多端，病机复杂，多系统、多脏器受戕，然其本在脾胃，以湿为主，湿性黏滞，加之病久中西药杂投，亦伤害脾胃，导致病情缠绵，寒热错杂，虚实兼夹，故治病应探本求源。《素问·标本病传论》曰："知标本者，万事万当，不知标本者，是谓妄行。"在治疗选药上，避免苦燥劫阴伤正，而多用甘淡平和，味轻气薄之品，不急不躁，缓缓调之，以使祛湿而不伤正，五脏和谐耳。本例患者证属心脾积热，右尺脉弦大，阴火内蕴，所以病情缠绵 10 余年不愈，已有耗气伤阴之虞，故治以益气阴，清虚热，和营卫，潜阴火，标本同治，使脾胃健运，升降得复，湿浊得化，热毒得清，清气得升，阴火得散，营卫和调，缓以图功。

调理脾胃法在临床的运用

2010 年 1 月 5 日　　星期二　　天气：晴

在跟随路老学习以前，我简单地认为调理脾胃法就是治疗某些疾病用调理脾胃的方药。慢慢地我体会到，其涵盖内容广泛，大体包括 3 个方面。一是从脾胃入手治疗某些疾病；二是治疗某些疾病时要时时顾护脾胃；三是在治疗某些疾病中加入调理脾胃药会增加其他药的功能，或者说使其他药物能够更好地发挥作用，相须为用。

首先，一些疾病从脾胃入手。脾胃属土，位居中央，既能运化水谷精微，又主人身之气机升降，所以具有坤静之德，又有乾健之能，可使心肺之阳降，肝肾之阴升，而成天地交泰之常，故脾胃有升清降浊，通上达下之功。如眩晕一症，其病机虽有因虚、因火、因风、因湿、因瘀等不同，但是以痰湿为患者居多，即使是下元虚损，下虚上盛引起的眩晕，虚阳、虚风也很少单独致病，多是夹湿痰上干清窍。《内经》云："因于湿，首如裹。"头为诸阳之会，至高玉洁，若被湿痰蒙蔽，则头重昏蒙，治疗理当以调理中焦脾胃为大法，

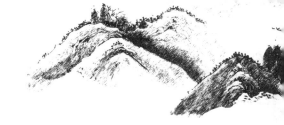

脾胃如同阴阳水火之枢，中气运则精微下养肝肾，浊邪下趋而散则眩晕自止。路老临床常选用温胆汤、半夏白术天麻汤、泽泻汤、清震汤等加减化裁。又如糖尿病，临床以气阴两虚论治者为多，以补为主。路老则认为：本病的发生主要与患者不良的饮食习惯恣食肥甘厚味、过食过饮、嗜烟嗜酒、浓茶冷饮及工作繁重、情志失调、思虑过劳、过于安逸等因素有关，导致脾胃损伤，内湿壅生；或脾运本虚，脾虚湿困不能为胃行其津液，津液敷布失常，脾伤不能运化津液，湿热更伤阴津，湿多津少而燥生，出现三消症状。临证多以益气阴、调脾胃、化湿浊为常法。

其次，治疗疾病时要时时顾护脾胃。脾胃为后天之本，气血生化之源，对于人体的生命活动关系甚大，无论外感、内伤，皆易引起脾胃受损，损伤脾胃运化、受纳、升降等功能，使阴阳气血失去平衡。尤其是慢性病、疑难病、虚损之证，用补药常引起脘胀纳呆，出现脾不行药、胃不纳药之变。路老常在方中佐入健运中州、醒脾和胃之品一二味，如砂仁、新会皮、炒枳壳、生姜、大枣等，以促脾胃运化，升发中焦之气机。否则，补药用不得法，多壅气、腻膈，反使脾胃运化呆滞。

其三，某些疾病在治疗时加入调补脾胃药，可以增加其功效，相须为用。张景岳云："善补阳者，必于阴中求阳，则阳得阴助而生化无穷；善补阴者，必于阳中求阴，则阴得阳升而泉源不竭。"路老说：阴阳互根有广义和狭义之分，广义的阴阳不仅包括肾阴、肾阳，还包括形体与功能、脏与腑、内与外、气与血等很多方面。所以，路老在治疗阴精不足之候时，根据阴阳互根理论，在用养阴血的沙参、麦冬、石斛、生地、玄参等药的同时，佐以调补脾胃之品，如白术、黄芪、山药、莲肉、鸡内金等。尤其是一些阴血不足之候，我在临床用药治疗多是一派养阴血、生津液之品，佐入一些砂仁、陈皮之类，辨证属阴血不足没有错，也加入了一些醒脾气之品，可是患者吃完药之后不效反剧，或是出现大便稀溏等症，一直不知何故。一次抄方时，遇到一位干燥综合征的患者，路老以滋燥汤化裁治之，其中写到炒白术、炒山药时，路老讲到，用 15 克，多用些，免得大便稀，我这才恍然醒悟。补血者必先补气，从阳引阴，阳生则阴长，阳气充阴血始旺，阳气行阴血始运，这也是阴阳互根的道理。

随路老学习一年，好像一转眼就过去了。盘点这一年的收获，有很多，又感觉很少。很多是因为相比以前，进步很多；很少是因为相比需要学习提高的地方，相比周围的老师和一起学习的同学们，学到的还很少。最主要的是理论功底的不足，所以在今后的学习中，最主要是加强基础理论学习，多读书，多思考，期望有更多收获。

读经典 做临床 跟名师 缺一不可

2010 年 1 月 9 日　星期六　天气：晴

从 2008 年 12 月至今，跟随路老学习转眼就过去了一年。以前跟师抄方，对老师的用药、用方多是死背硬记，临床运

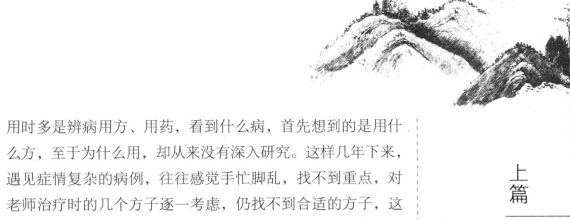

用时多是辨病用方、用药，看到什么病，首先想到的是用什么方，至于为什么用，却从来没有深入研究。这样几年下来，遇见症情复杂的病例，往往感觉手忙脚乱，找不到重点，对老师治疗时的几个方子逐一考虑，仍找不到合适的方子，这时就会束手无策。随着跟路老出诊时间的增加，感触最大的就是没有成方。开始很长时间处于茫然状态，看着路老所开列的方子，感觉每个都差不多，可是又好像差很多，更不知道用的究竟是什么方，偶尔看到好像是某个方，可是仔细看又好像不是，使我这种习惯了某方治某病的思维方式无法适应，摸不着头脑。于是开始看书，这一年中，跟随四部经典的讲课光盘，逐一学习、做笔记。听课的过程中我发现，路老诊治的每位病人、分析的治法，在经典中都能找到理论依据，都能找到成方，只不过路老根据临床的实际情况加减化裁而已，并不是无方可寻。渐渐地，随着经典学习的深入，明白路老诊治的思路，弄懂了医理，方子也就自然看懂了。我这才领会到，路老不让我们抄录他的方子的原因，方子是死的，医理是灵活的，如果理论不通、不懂，抄再多的方子，甚至把方子背下来也没有用。所以，在每次侍诊的过程中，发现效果显著的病例、不懂的地方、用药特殊的地方，回来后带着问题查阅书籍，弄懂这些症状出现的机理是什么，这样用药为什么，药物的性味功能是什么，并把每次的收获和心得体会以日记的形式记录下来。一年下来，我的理论水平有了明显的提高。渐渐地发现，临床处理一些疑难病、棘手的病例时，不再受"病"的限制，而是懂得"证"的变化。这样，不管病有多难治，灵活辨证处方，竟能收到意想不到

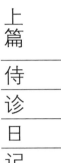

的疗效。门诊上也不再只是简单的感冒咳嗽等小毛病，疑难病的患者所占比例慢慢增多，不会因为这个病没有见过，或是老师没有治疗过而无从入手。回过头看刚刚开始写的前几篇日记，写作水平也在逐步提高。再去读经典，很多读不懂的地方，豁然明朗。我这才了解：读经典、做临床、跟名师，三者要贯穿学习的始终，缺一不可。至此，我牢记路老的鼓励与期望："天才源于勤奋，上工出自贫民。"

下篇　论文荟萃

路志正教授用加味温胆汤
治疗不寐经验

不寐是以经常不能获得正常睡眠为特征的一类疾病。中国中医科学院广安门医院路志正教授用温胆汤加味治疗不寐，临床取得显著疗效，并对于不寐的病因、病机和治疗方面，提出了自己的独到见解。笔者有幸随师侍诊，得窥大师风范，现将其治疗经验介绍如下：

一、病因病机

历代对于不寐症的病因病机认识颇为丰富，《黄帝内经》以昼夜阴阳节律的影响为出发点，以营卫运行为理论基础，创立的阳不入阴的病机理论，一直被后世医家作为不寐症的总病机。

路老在临证辨证治疗过程中，更加重视不寐症与精神、情志相关的发病学特点。现代社会中，因生活节奏加快、压力增加、人际关系冲突等造成人的精神紧张、情绪变化等不良刺激，已成为不寐症发病的重要致病因素。少阳胆腑居中焦，即是六腑之一，又为奇恒之腑，藏精汁，主疏泄，主决断，内寄相火。其功能正常与否，对人体的精神、情志、思维有重要影响。胆与人的精神、意识、思维活动密切相关，足少阳胆经的经别入季胁，循胸里，贯心，与心脉相通。"胆为中正之官"，中正即有不偏不倚之性，中正始能"主决断"，中正始能调和安抚五脏阴阳。因此，心主神志的作用也依赖于胆的决断调节。少阳阳气，也就是相火，其阳气不亢不烈，却朝气蓬勃，如日之初，其作用部位是全身，五脏六腑的新陈代谢都赖其温煦、激发与推动，正如《素问·六节脏象论》所言："凡此十一脏取决于胆。"若胆腑受邪，则易气郁化火、生痰。同时，胆与肝相表里，共主疏泄，所谓"少阳主枢"，是营卫阴阳相交之枢纽，阴阳水火交济，气机之升降，均有赖肝升胆降之配合。若少阳受邪，肝胆不能司生长发陈之令，而致木郁土壅，胃失和降，水液代谢失常，痰浊内生，扰于胆腑，使之欲清不得清，欲静不得静，枢机不利，阴阳水火升降失调，心神被扰，神明不安，而致不寐。

二、治疗

临床对于不寐症的治疗，在辨证用药的同时，路老尤其善用温胆宁神之法。温胆者，很多人自然而然想到温胆汤。温胆汤首见于北周姚僧垣《集验方》，在"治虚烦不眠及汗出不止方"中载："温胆汤，治大病后，虚烦不得眠，此胆寒故也，宜服此汤法。"对"胆寒"一词的理解，历代医家多有争议。**路老认为："胆寒"，非阳气不足而生之内寒，而是胆之正常生理功能受损，胆失温和、生发之常候，故称为"胆寒"。因此温胆与胆寒之"寒温"不可简单地理解为中医属性中的寒热。**如张璐所言："胆之不温，由于胃热不清，停蓄痰饮，沃于清净之府，所以阳气不能条畅而失温和之性……"

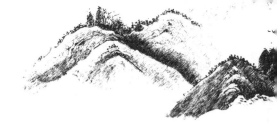

陈言在《三因极一病证方论》中对于温胆汤的演化，以《集验方》之温胆汤减原生姜量，加白茯苓、大枣而成，较之原方，其方属性、功效主治均发生了很大变化，性温之生姜由四两减至五片，已不再是温胆化痰的君药。方以半夏为君，降逆和胃，燥湿化痰；以竹茹为臣，清热化痰，止呕除烦；而性凉之枳实由二枚加至二两，用以行气消痰，使痰随气下。本方的功效由此变为理气化痰，清胆和胃，至此，本方虽有温胆之名，而其温胆之性已由温胆和胃，演绎为恢复胆腑之清净温和之特性。如《古今名医方论·温胆汤》说得更加直接："温之者，实凉之也。若胆家真畏寒而怯，属命门之火衰，当与乙癸同源而治矣。"

路老临证治疗不寐症，遣方常以温胆汤为主方，并根据症状的复杂变化随症增减，以宁胆为中心。他认为：无论是祛邪还是扶正，凡是能够恢复胆腑清净宁谧、温和中正之性的即是宁胆。认为胆与肝同主疏泄，胆作为奇恒之腑，具有脏与腑的双重特性，更易受到气机紊乱的影响而失其中正刚直之性，致使决断失职，而致胆郁。但是胆郁与肝郁不尽相同，胆之气与心相通，而胆之实与胃相通，和胃即是疏胆。因此，在用药时需加疏胆和胃之品，如鸡内金、谷麦芽、佛手、枳壳、苏荷梗、素馨花、旋覆花、茵陈、青蒿、黄芩、娑罗子等。胆气通于心，心神紊乱是不寐的一个重要的发病因素，从治疗角度讲，清心亦即清胆，宁心即以宁胆。所以治疗同时还需随症佐以清心安神之黄连、竹沥汁、莲心、郁金，或养心安神之炒枣仁、麦冬、炒柏子仁、夜交藤，或镇心安神之生龙牡、紫石英等，以期标本兼治，达到药半功倍的效果。

三、病案举例

蔡某，女，40岁，初诊日期：2007年11月13日。主诉：失眠10余年。患者自25岁时开始出现失眠，进行性加重，平素胆怯易惊，多梦易醒，身体疲惫，甚时彻夜难眠，稍有兴奋或言语稍多则失眠更甚，近两日因旅途奔波已两夜未眠，伴有肢体乏力，头晕头蒙，胃脘不适，经常有饥饿感。平素工作紧张、劳累，精神抑郁，喜嗜辛辣，口干喜饮水，大便干燥，溲偏黄；舌体稍胖，质暗滞，边有齿痕，舌有时麻感，苔薄白少津，脉沉弦而尺弱。

治则：温胆和胃宁心，养血柔肝解郁。

处方：竹半夏12克，茯苓30克，炒枳实15克，胆南星10克，金雀根20克，竹节参10克，丹参15克，桂白芍15克，素馨花12克，炒三仙各12克，柏子仁20克，炒杏仁9克，炒苡仁30克，生白术12克，川芎9克，黄连10克，生龙牡各30克，竹沥汁30毫升为引。7剂，水煎服。

二诊：服药后睡眠好转，可睡6～9小时左右，梦多，平素易急多惊，易饥饿，时有恶心、呕吐感。上法即中效机，原方递进14剂收功。

四、按语

患者失眠多年，平素多抑郁，伴有胆怯易惊，胃脘不适，时有恶心呕吐，头晕头蒙，稍有兴奋则失眠加重，此属胆经郁热、痰浊内扰之证，治以温胆和胃宁心、养血柔肝解郁之法。方中竹半夏为君，半夏为治疗不寐之佳品，如《黄帝内经》中所载半夏秫米汤即用之作为治疗不寐之主药，入

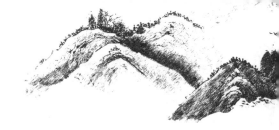

脾胃经，能和胃气而通阴阳，又可燥湿化痰，降逆和胃。《汤液本草》载半夏可入足少阳经，且半夏生于夏至后 10 日左右，夏至一阴生，此时正是自然界阴阳二气盛衰变更的时候，生于此时的半夏，承自然之气可"从阴引阳"，且半夏主降，尚可"从阳到阴"，而收"阴阳既通，其卧立安"之效。配伍胆南星、竹沥汁以温胆宁心；佐以紫丹参、桂白芍、素馨花等疏胆解郁柔肝；炒三仙、白术、枳实和胃利胆，同时又以龙骨、牡蛎收敛震慑心神，黄连清心宁胆。诸药合用，不治其胆，而胆气自和，不治其心，而心神自安，所谓"不治之治"，则正谓此耳，俾经年不寐，应药而愈。

路志正教授治疗痛风痹经验

一、概述

痛风一词，首见于元代名医朱丹溪的《丹溪心法》，书中记载："痛风者，四肢百节走痛，方书谓之白虎历节风证是也"。自此以降，后世医家对痛风病有了诸多的论述。但是路老认为：现代医学概念中痛风病是一种由于体内嘌呤代谢紊乱导致的一种特定的综合征。由其引发的"痛风性关节炎"以反复发作下肢踝关节或脚趾关节红肿疼痛为主要特征，其疼痛性质、发病部位、病因、病机等都与传统医学中记载的痛风病不完全相同，有其独特的病因、病机以及临床表现、发病特点。以疼痛为主要临床表现，因风寒湿为发病诱因，痹阻不通为病理特点，确属中医"痹病"范畴。故**路老首先提出，将现代医学的痛风病命名为"痛风痹"**，以区别于传统医学中痛风的概念，使其更有针对性，便于对其进行治疗和深入系统的研究。笔者在广安门医院进修期间，有幸随路老学习，现将其治疗痛风痹的经验介绍如下。

二、病因病机

目前，痛风痹的发病呈直线上升趋势，与经济发展状况、日常生活水平、人们的饮食结构之间存在着相关性。对本病的病因、病机、治法，历代医家论述观点不同。李挺撰《医学入门·痛风》曰："形怯瘦者，多内有血虚生火，形肥勇者，多外因风湿生痰，以其循历遍身，日历节风；甚如虎咬，日日虎风：痛必夜甚，血行于阴也。"朱丹溪的《格致余论·痛风论》曰："彼痛风者，大率因血受热已自沸腾，其后又涉冷水，或立湿地，或扇取凉，或卧当风，寒凉外搏，热血得寒，污浊凝涩，所以作痛。夜则痛甚，行于阴也，治法以辛热之剂，流散寒湿，开发腠里，其血得行，与气相和，其病自安。"丹溪强调内因致病，李挺虽也从内外因论述，但仅限于血虚生火之说。

路老认为：痛风痹虽属中医痹病范畴，但与其他痹病不同，有明显的特征性，好发于青壮年男性，平素多恣食膏粱厚味、海鲜、动物内脏、辛辣，或沉湎醇酒，或生活起居没有规律，缺少运动，过于安逸，或先天禀赋不足，脾胃虚弱，导致脾失健运，升清降浊无权，脾虚湿聚，酿湿生热，蕴热成毒，气血壅滞，阻滞经络，流注关节、肌肉，出现红肿热痛，痛不可近；污浊凝涩，血脉瘀阻，形成结节或溃流脂浊，

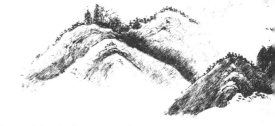

或出现痛风石，日久脾肾两虚，使病情缠绵，反复发作。**饮食肥甘，脾运失健，湿热壅滞，凝涩关节是痛风痹的基本病因病机。**病因以内因为主，原于饮食将息失宜，痰湿瘀毒起于中焦脾胃；湿为阴邪，其性趋下，故发病多起于下肢关节。并依此创见性地指出：**本病具有"源之中焦，流阻下焦，病于下肢"、"起于脾胃，终于肝肾"的明显病理特点。**

三、治疗

路老认为：痛风痹的病因源于饮食将息失宜，起于中焦脾胃，痰湿浊毒瘀阻所致。**故治疗首当注意调整生活习惯，禁忌膏粱厚腻之品。药物治疗以健脾祛湿为主，同时配合疏风泄浊、清热解毒、活血通络等不同治法。平时治疗常以三妙散加味。**

方药：炒苍白术各12克，黄柏10克，生炒苡仁各30克，炒杏仁9克，藿香12克，金雀根30克，萆薢15克，土茯苓15克，虎杖15克，晚蚕砂（包煎）15克，炒防风12克，炒防己15克，益母草30克，车前草15克，泽泻10克，鸡血藤15克，青风藤12克。

方解：方中以苍白术、生炒苡仁、藿香醒脾健脾治本杜病之源；金雀根、萆薢、虎杖、土茯苓、晚蚕砂清热解毒，消肿止痛；防风、防己祛风湿通经络，除湿利关节，因风能胜湿；益母草、车前草、泽泻渗利小便，使湿有出路，湿去则热孤；鸡血藤、青风藤祛风活血通络。

加减：临床运用时脾虚者加五爪龙、黄芪、太子参益气健脾祛湿；肾气不足者加川断、桑寄生、杜仲；小便不畅者加金钱草、通草、六一散；胃脘胀满，纳食欠馨者加藿苏梗、厚朴花、炒三仙、五谷虫；湿浊热毒较甚者，加炒枳实、大黄；痰瘀阻络，患处皮色较暗者，加山慈姑、山甲珠、地龙。

四、典型病例

李某，男，38岁，2007年5月22日初诊。反复发作足大趾、踝关节、足面肿痛，行走受限10年。平素喜肉、海鲜、啤酒。10年前夏季夜间突然右足大趾红肿疼痛，色紫暗，在当地医院检查血尿酸高，确诊为痛风。此后发作次数逐年增加，服秋水仙碱后因出现呕吐泄泻、视力下降、脱发等而停用。刻下症：右足大趾指疼痛，红肿，伴有口苦口黏，纳可，眠差，腹胀，矢气则舒，大便溏软，黏滞不爽，溲黄，望之形体偏丰，舌体胖，质紫暗，苔厚腻，脉沉滑。

辨证：证属痛风痹，湿浊瘀阻，凝涩关节。

治法：健脾祛湿，清热泄浊。

处方：藿苏梗各10克，茵陈15克，黄芩10克，桃杏仁各9克，厚朴10克，清夏9克，生炒苡仁各30克，青风藤12克，大腹皮子各10克，虎杖12克，车前子（包煎）18克，金钱草15克，山慈姑8克，败酱草15克，六一散（包煎）20克，炒枳实15克，酒军3克。7剂，水煎服。

2007年5月29日二诊：药后足趾关节肿痛明显缓解，口苦减轻，腹胀消失，二便较前顺畅，近日严格控制饮食，舌体胖，质紫暗，黄腻苔渐去，脉沉滑。既见缓解，前方进退：暑季高温易汗，宜益气以固之，理脾以祛湿清热。上方去藿苏梗、车前子、酒军，加金雀根30克，炒苍术12克，土茯苓30克。14剂，水煎服。

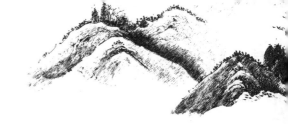

2007 年 6 月 15 日三诊：10 天前出差劳累，左足趾关节肿痛发作 1 次，持续 3 ～ 5 天缓解，自觉疼痛程度、时间较前减轻，现纳可，睡眠渐安，二便渐调，舌体中，质暗滞，苔薄黄，脉沉滑。治则：健脾燥湿，疏风清热，佐以活血通络。处方：金雀根 30 克，萆薢 15 克，晚蚕砂（包煎）15 克，土茯苓 30 克，泽泻 12 克，砂仁（后下）10 克，青风藤 15 克，防风 10 克，防己 15 克，炒神曲 12 克，坤草 15 克，炒苍白术各 15 克，鸡血藤 20 克，黄柏 10 克，厚朴花 12 克，生炒苡仁各 20 克，生谷麦芽各 20 克。14 剂，水煎服。

2007 年 6 月 28 日四诊：药后足部关节疼痛未发，纳馨，眠安，时感晨起口苦，大便不成形，小便调，舌体中，质暗滞，苔薄白，脉沉滑。治则：治宗前法。原方化裁：上方生炒苡仁改为各 30 克，鸡血藤改为 15 克，泽泻改为 15 克，去黄柏，加竹半夏 10 克，生姜 2 片为引 。 14 剂，水煎服。

2007 年 8 月 14 日五诊：足趾关节肿痛未再发作。偶有左大趾关节发僵，但经休息第二天可恢复正常，口苦已除，纳后脘腹胀，晚餐后周身困重酸乏，二便调，舌体中，质暗，苔薄白，脉沉弦小滑。痛风月余未发，但尚须巩固，以健脾益气、祛湿清热善后。处方：金雀根 30 克，炒苍白术各 15 克，青风藤 15 克，山慈姑 10 克，晚蚕砂（包煎）15 克，泽泻 12 克，土茯苓 20 克，生炒苡仁各 20 克，炒防风 12 克，炒防己 12 克，炒黄柏 8 克，炒三仙各 12 克，厚朴 12 克，鸡矢藤 15 克，车前子（包煎）15 克，益母草 15 克，砂仁（后下）10 克。14 剂善后收功。

五、按语

路老认为，痛风痹属慢性顽固性疾病，在急性发作期应以健脾祛湿，祛风清热泄浊以治标，慢性期以调摄生活规律，健运脾胃，调畅气血以治本。本患者形体肥胖，平素嗜肉、海鲜、啤酒，以致脾胃受戕，酿湿生热，流趋下焦，瘀滞筋脉起病。虽然病程冗长，但是就诊时纵观舌脉症，湿热毒瘀并未控制，并伴有腹胀，矢气则舒、大便溏软黏滞、溲黄、量少、口苦、晚餐后周身困重酸乏等明显的脾虚湿阻的症状，所以在治疗时，以健脾和胃、化湿泄浊除痹为大法。治中焦脾胃去湿浊瘀毒之源，以治其本；清热利湿、解毒通络以除下焦病变之标，而且治疗用药轻清平和，使祛湿不伤正，养阴不滋滞，驱邪不碍胃。并根据不同的季节气候、环境特点调整治法用药，嘱病人严格控制饮食，调整生活习惯，方圆机活，所以收效颇佳。

路志正教授论治湿病学术思想探微

路志正教授是全国著名中医临床学家，擅长中医脾胃病、风湿病、各种慢性疑难病的治疗，并以擅治中医湿病驰名。其对湿邪致病的特点、病理变化、治疗用药等多有独到的认识。认为湿邪是导致多种临床疾病的重要病因，尤其是在慢性疑难重症中湿邪表现更为突出，并提出"湿邪伤人最多最广"、"湿多燥亦多"、"湿邪伤人缓而治之宜缓"等观点。

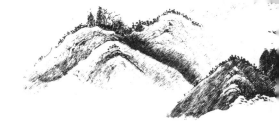

对中医湿病理论既有继承又有非常深刻的发挥。我在中国中医科学院广安门医院进修期间，有幸能侍诊左右，现将其论治湿病学术思想管陈于下，以示名家经验之万一。

湿邪为病最多最广

"湿"在中医病因、病机学中占有相当重要的位置。其致病范围广泛，涉及人体五脏六腑和各组织器官以及临床各科许多疾病。历代医家对湿邪致病亦颇为重视，如朱丹溪即认为"六气之中，湿热为重，十居八九"。叶天士久居南方，则认为"吾吴湿邪害人最广"。路氏临证60余载，一直重视湿证的研究，对湿邪致病有自己独到的认识和见解，在继承前人对湿病认识的基础上多有发挥和提高。认为古人论湿虽为详尽，但仍有所不殆，如丹溪虽论六气湿热为重，但仍重于热而轻于湿，叶氏则重于南方而轻于北方。且观历代医家所论又多重于外湿而略于内湿。因此，他在总结前人以及个人多年临证经验的基础上进一步提出"湿邪为病最多最广"、"百病皆有湿作祟"、"不独南方多湿，北方湿病亦不少"等观点，以彰湿邪为害之甚。

路氏提出"湿邪为病最多最广"的观点是基于对湿病的深刻认识以及临证长期实践的结果。其一，湿本为水，存在广泛，正常状态下，是自然界和人类最不可缺少的物质之一。在自然界中，湿为六气之一，合适的湿度是保持环境、维持生态平衡的重要保证；在人体湿则为津液，是营养维持人体生命活动的重要物质。因此，路氏认为湿之所在，天地四方，无处不有，非独南方吴地多湿，北方湿邪亦不少，人生其间，时刻不离，过则为灾，伤人则为湿邪。外湿多因感天地之湿邪而发，内湿则是三焦气化不利，津液敷布异常而成。其二，人患湿病的机会多，现代社会湿邪为病的机会增加。因为湿在自然界中存在广泛，患湿病的机会自然亦多。如气候乍寒乍热、长夏暑热多湿、淋雨批雾、汗多湿衣、久居湿地、水中作业等等，均可造成外湿侵犯人体为病；忧思恼怒、思虑伤脾、饮食不节、生活失宜以及患病久治不愈、失治误治等又可导致脏腑功能紊乱，三焦气化不利，体内津液积聚而为内湿病。而且现在全球气候变暖，热蒸湿动，高温必然伴随着高湿的产生。现代人生活习惯发生改变，人为地改变居住环境，室内外温差悬殊，湿遇热而蒸化，遇寒而凝集，乍寒乍热造成人体腠理汗孔骤开骤闭，当汗而不得汗，汗液在蒸化之际遇冷凝聚而化生为湿。同样不良的饮食习惯如恣食肥甘厚味，或过食过饮，嗜烟嗜酒，浓茶冷饮，或工作繁重，思虑过劳等均是导致脾胃损伤、内湿壅生的重要原因。其三，从临床角度看，现代很多疾病均由湿致病或发病与湿有关。其范围涉及内、外、妇、儿、五官等多科。尤其是多种慢性疑难病多与湿相关。如常见的风湿类风湿关节炎、流行性出血热、急慢性肝炎、肝硬化、干燥综合征、白塞病、急慢性肾炎、肾功能不全、尿毒症、良性或恶性肿瘤以及糖尿病、脑血管病、高血压、高血脂、脑血管疾病等等，临证多会出现湿邪致病的症状和病机，并且从湿论治多能取得较好的疗效。

湿多燥亦多

观古人论湿，不但详于外湿而略于内湿，而且于湿与燥的关系多疏于论述。一般认为湿为阴邪，水多而成湿；燥为

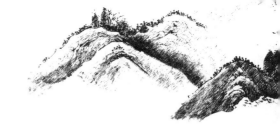

阳邪，水枯而为燥。治湿多以燥，治燥多用湿。燥与湿是相对的两个方面。路氏从临床角度出发，积多年治湿经验，在继承前人理论基础上又有发挥，创见性地提出"湿多燥亦多"的观点。路氏认为湿与热合，外湿与内湿相合，内热与外热交蒸，化火伤阴而燥生；外湿伤人，湿邪困脾，或脾运本虚，脾虚脾困不能为胃行其津液，津液敷布失常，当至而不至，不当留而滞留。不当留而留之所湿生，当至不至之处燥生；湿本为水，在人则为津液。人受身于父母，充养于五谷。人体津液多少每有定数。多则为湿水，少则为燥亏。燥多源于津液不足，津液不足又分相对不足和绝对不足。若津液敷布失常而为湿，湿邪非真水，无濡养人体作用，故湿邪越多则正常津液越少，阴液少则燥生；更有素体阴亏，复加湿邪为患，脾既不能为胃行其津液以润养，湿热复伤阴津，燥亦生矣；又有临床治湿，过用辛热苦燥渗利，湿邪未除，而津液已伤，此又为医源性燥伤，临证不得不慎。因此，路氏认为六气之中，燥属阳中之阴，湿为阴中之阳，湿郁不能布津常化燥，燥郁不能行水多夹湿。其倡"湿多燥亦多"之论，正是依据中医阴阳生克制化的机理，且验之于临床，每获效验。观其临证治湿，常治湿佐以润燥，每用辛润、温润、淡渗芳化之品，药如苏梗叶、荷叶、扁豆、茵陈、苍白术、厚朴、晚蚕砂、枇杷叶、炒杏仁、薏苡仁、滑石、西瓜翠衣、玉米须、炒莱菔子等，祛湿而不伤阴，且多有醒脾生津之功。尤其是久病伴有阴伤者，常用养阴化湿法。养阴药如太子参、西洋参、沙参、石斛、莲肉、生山药等，养阴液兼行脾气祛湿，实有治湿兼顾燥，治燥不碍祛湿之功。

慢性疑难重症多湿病或兼湿

　　由于路老临证效验颇多，全国各地的慢性疑难重症患者慕名求医者甚众。在长期的临证实践中，路氏得出此类患者多是经中西医检查诊断治疗或因病因不清，或因诊断不明，或因久治乏功，或因失治、误治等造成的一类疾病，其病因、病机疑似难辨，或者虚实兼夹，寒热错杂，而且多起病隐匿不显，治疗时多已多脏腑功能受损，三焦同病，临床病势缠绵，反复发作，治疗用药不易。其发病性质和特点与湿邪重浊，黏滞不爽，胶着难解之势颇为相似，而且临床绝大多数患者有胸脘痞满、腹胀纳呆、倦怠乏力、四肢重着酸困、肢体肿胀、大便不爽、小便短涩等脾困湿阻的临床表现。脾胃为后天之本，若脾为湿阻或脾困生湿则运化乏力，五脏百骸亦缺所养。恰如周慎斋所说："诸病不愈，必寻到脾胃之中，方无疑是，何以言之？脾胃一虚，四脏皆无生气，故疾病日久矣。万物从土而生，亦从土而归，补肾不如补脾，此之谓也，治病不愈，寻到脾胃而愈者颇多。"路老对上述观点颇为赞同，认为脾为中土，易留湿邪，胃主受纳，其务最繁，因此在中医辨证论治慢性疑难重症的基础上，多立足脾胃，重视湿邪而每获佳效。如其论治糖尿病，认为虽多为燥热阴伤见症，而究其起因则多为饮食失宜，过食肥甘厚味，酿湿伤脾，脾伤不能运化津液，湿热更伤阴津，湿多津少而燥生。湿为阴邪，其显不著，燥为阳邪，其征昭然。湿热伤脾为本，燥胜阴亏为标。早期治疗当治其本，用药多化湿醒脾以恢复脾运为法，同时叮嘱病人改变不良的生活习惯，杜绝起病之源尤为重要。及病已成，燥热之象明显，益气养阴润燥又当

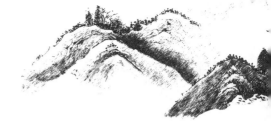

兼顾祛湿，湿去而脾困除，津液自然来复。治湿用药以甘辛、辛润、苦润为主，多选用苏叶、荷叶、葛根、苍白术、白豆蔻、白茅根、芦根、黄连、黄柏等，以免过用辛热再伤阴燥。糖尿病虽经多方施治，根治却不易，此与湿邪胶着不化不无关系。疾病发展到后期，变证百出，脾肾等五脏六腑功能紊乱，燥热之势反而不显，而湿邪见症尤为突出。湿邪犯上可见头晕头昏、痴呆健忘；湿浊中阻可见纳呆呕恶、肠鸣下泻；湿邪下趋又可见肢体肿胀、麻木、疼痛，甚则溃烂等。此时治疗则又当立足脾肾，温化水湿，用药多以金匮肾气丸加味施治。经云"肾苦燥，急食辛以润之"即此之谓也。

湿邪伤人缓治之宜缓

湿于六淫之中，为重浊有质之邪。其伤人与风、寒、暑、热、燥等不同，既无风寒之凛冽，又无火热之炎喧，若不与其他外邪相合，则起病缓，症状隐匿，不易为人察觉，一旦引起症状，则病时已久，病变已深，或波及他脏，或变生他邪，被其他症状掩盖，故临床中常被忽视。内湿多起于饮食不当，将息失宜，或因他病药饵所伤，临床表现亦多不明显。恰如《医原记略》中所说："湿之为病最多，人多不觉湿来，但知避寒、避风，而不知避湿，因其为害最缓、最隐，而难觉察也。"同样，湿性黏腻，湿邪伤人则"如油在面"，一般病程迁延，症状缠绵，胶着难祛。因此，路氏认为"湿邪伤人缓而祛之宜缓"，临证治疗不可操之过急。否则不但湿邪不能速去，反有伤阴戕正之弊。他在治湿时，又发前人所不及，临证常在主方之外，每用茶饮方。利用代茶饮频服缓和之性，以缓治缓，达到彻底驱除湿邪的目的。代茶饮是以药代茶，频频饮服，用来防治疾病的一种剂型。可以说是药茶的一种，但又不完全等同于一般的药茶。传统的药茶是把药物粉碎成末，直接混合或者压制成饼用来代茶饮用。路氏临证所用代茶饮并不拘于这种药茶的制作方式，而是将中药方剂直接以水煎汤代茶频频饮服。也可以说是一种"不拘时服药"的一种方法。路老认为这种饮用方式可以使药物持久而缓和地起作用，针对湿邪胶着难祛的特点，缓以治缓，可以作为主方的一种补充与主方同时运用，也可以单独使用；组方既可与主方不同，亦可使用与主方功效相近甚至相同的药物以提高其疗效，对于平时嗜茶或者口渴多饮的患者尤为适宜。观其代茶饮，多选用甘平、甘淡、甘酸缓和、辛香芳化药物，如苏荷梗、藿香、佩兰、扁豆、玉米须、炒谷麦芽、西瓜翠衣、白茅根、芦根、绿豆衣、赤小豆、炒苡仁、佛手、厚朴、半夏、葛根、炒杏仁、太子参、生白术、西洋参、麦冬、五味子等，而一般不用过于辛燥苦寒或者气味乖戾之品。且组方简洁精当，药性缓和流动而又药力专一，具有很好的养阴益气、醒脾和胃化湿等功能。临证用于湿邪为病以及多种慢性疑难重症患者多获佳效。其治湿"以缓治缓"的思想以及临证用代茶饮方治疗湿病的方式无疑是对中医学治疗湿病方法的一种很好的继承和发展。

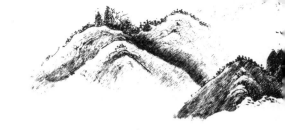

路志正教授运用代茶饮的经验

代茶饮是以药煎代茶，频频饮服，用来防治疾病的一种剂型。可以说是药茶的一种，但又不完全等同于一般的药茶。传统的药茶是把药物粉碎成末，直接混合或者压制成饼用来代茶饮用。如早在唐代王焘的《外台秘要》卷第三十一中即载有"代茶新饮方"，用来治疗"消中消渴"等，并详细记载制备药茶的方式。但是代茶饮临床运用并不用拘于这种药茶的制作方式，可以将中药方剂直接以水煎汤代茶频频饮服。如陈可冀等编著的《慈禧光绪医方选议》中记录的20余首清代宫廷所用"代茶饮"，就大多运用这种方式。可以说这种代茶饮其实是一种"不拘时服药"的方法，可以使药物持久而缓和地起作用，对于不少疾病尤其是慢性病症具有特别理想的疗效和作用。

当代善用此代茶饮者莫过于路志正教授。路老是我国著名老中医之一，其行医60余载，对多种疑难病症有独到的见解和丰富的治疗经验，全国慕名求医者甚众。其临床治疗用药，有法有守，又不拘一格，不囿门户之见，主张综合治疗。我在广安门医院进修期间，所见路老临证运用代茶饮，多选用甘平、甘淡、甘酸缓和芳香的药物，而一般不用过于辛燥苦寒或者气味乖戾之品，且组方简洁精当，药性缓和流动而又药力专一，具有养阴益气、醒脾和胃化湿等功能，其适用范围非常广泛。临证用于多种慢性疑难重症患者多获佳效。现举验案数则，以飨读者。

疑难重症 用以辅佐之

所谓疑难重症，多是经中西医检查、诊断、治疗，或因病因不清，或因诊断不明，或因久治乏功，或因失治、误治等造成的一类疾病，其病因、病机疑似难辨，或者虚实兼夹，寒热错杂，或者久病五内俱衰，阴阳易倾，不胜攻补等特点，临床诊治相当棘手。路老对于疑难重症的辨治有自己独到的见解和丰富的临床经验。他治疗疑难重症多立足脾胃，重视气血津液，重视湿邪，主张治病求本，综合治疗，且宜守法缓图，切忌急于求成。路老常说冰冻三尺非一日能融，临床应详细辨证，处方遣药要有法有守，遇有兼症，可在大法之下随症增减一二味，灵活而施，久必有功。若有新证，自又不应受拘于此。所谓有是证用是药。诚如《内经》所云："谨守病机，各司其属，有者求之，无者求之，盛者责之，虚者责之，必先五胜，疏其血气，令其调达，而致和平。"由于疑难重症病机复杂，主症、兼症互见，所以治疗往往需要综合治法，如针灸、推拿、拔罐等。而代茶饮是其常用作为主方的一种补充，组方既可与主方不同，亦可使用与主方功效相近甚至相同的药物以提高其疗效，通过代茶饮频服的方式，使药力持久发挥作用，而达到祛除沉疴的目的。

案一：宋某，女，15岁，2007年2月22日初诊。确诊为系统性红斑狼疮半年，病初服用泼尼松每日60毫克，现在每日10毫克，仍不能控制病情，时有尿潜血，双膝关节疼痛，易感冒，动则多汗，胃不适，脘胀，偶有呕吐，寐差，

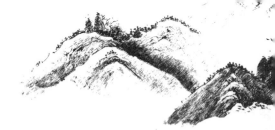

面部痤疮密布，皮肤干燥粗糙、角化，脱发，二便调，舌质淡略暗，尖红，脉弦滑。患者为病久正气不足，损伤脾胃，湿热内蕴。治以健脾和胃，固卫和营，清热化湿，佐以滋补肝肾。处方：五爪龙18克，炒防风10克，生白术12克，当归12克，赤白芍各10克，生石膏（先下）20克，知母10克，丹皮12克，荷叶（后下）12克，生谷麦芽各20克，苏梗10克，虎杖15克，旱莲草12克，女贞子12克，炒枳壳12克，甘草6克，生姜3片为引。14剂，水煎服。

茶饮方：西洋参（先下）6克，白茅根30克，绿豆衣30克，赤小豆20克，紫草12克，生炒苡米各30克，佛手9克。14剂，水煎代茶慢饮。

2007年3月10日二诊：药后双膝关节疼痛、胃脘满胀等症缓解；复查尿常规：正常，尿潜血消失；纳谷转佳，二便正常，唯面部粟粒状疹，皮肤干燥粗糙、角化，最近经行时有腹痛，色红有血块。药已见效机，再以前方出入。处方：南沙参15克，麦冬10克，生石膏（先下）30克，知母10克，丹皮12克，白芍12克，泽兰10克，桂枝3克，生谷麦芽各15克，生地12克，元参10克，炒苍术12克，徐长卿15克，醋香附9克，甘草8克。14剂，水煎服。

茶饮方：荷叶（后下）15克，白茅根30克，绿豆衣30克，赤小豆20克，紫草12克，炒苡仁20克。14剂，水煎代茶慢饮。

药后复诊，病情稳定，即将痊愈，前方进退以巩固之。

案二：林某，女，56岁，2006年11月8日初诊。患干燥综合征5年。刻下症：口咽干，音哑，双手指、颈部皮肤起皮疹红斑、瘙痒，周身关节疼，后背凉，季节交替时易感冒，耳鸣乏力入睡难，视物不清，尿频、尿疼，望之面色萎黄，舌体胖，苔少，根黄腻，脉细数小滑。治以益气阴，和脾胃，滋肝肾。处方：五爪龙12克，太子参12克，南沙参10克，黄精12克，桂枝10克，石斛12克，茵陈10克，枇杷叶12克，桑寄生15克，炒菟丝子12克，旱莲草10克，女贞子12克，夜交藤15克，萹蓄10克，益智仁（后下）10克，生龙牡各30克。14剂，水煎服。

2006年11月24日二诊：药后精神转佳，夜尿频减轻。仍小腹隐胀，肾区酸胀，胃脘胀满，隐疼，冷凉，嗳气，口眼干，咽干，背沉，头痛，手关节发僵，肝区隐痛，近日咽痒、口干频饮，大便不爽，舌体胖，质暗淡，根部舌苔微厚腻。上方去太子参、茵陈、益智仁，加厚朴花12克，蒲公英15克，生谷麦芽各20克。14剂。

茶饮方：西洋参（先下）6克，麦冬10克，五味子5克，绿萼梅8克，山茱萸15克，鸡内金10克，玉米须15克，白果4克，炙甘草3克。14剂，水煎代茶慢饮。

2006年12月28日三诊：药后症状平稳，自己在家依方服用，病情稳定。近日因生气出现腹胀，呕吐，纳差，口干加重，时有烦躁，眠差，两目乏神，精神萎靡，目眶发暗，膀胱区灼热感，舌淡暗，苔腻，脉沉弦小紧。为肝郁气滞，胆胃不和所致，治以温中和胃，清胆宁神。处方：太子参12克，枇杷叶12克，苏叶10克，黄连8克，藿苏梗10克，厚朴12克，旋覆花（包煎）10克，竹半夏10克，生谷麦芽各20克，茵陈12克，鸡内金12克，砂仁（后下）10克，婆

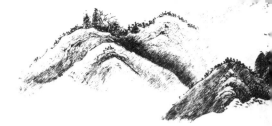

罗子 10 克，豨莶草 12 克，甘松 9 克，炙甘草 6 克，生姜 3 片为引。7 剂，水煎服。

茶饮方：西洋参（先下）6 克，麦冬 8 克，五味子 8 克，炒山药 12 克，绿萼梅 8 克，夜交藤 15 克，炒三仙各 12 克，佛手 9 克。7 剂，水煎代茶慢饮。

2006 年 1 月 5 日四诊：药后精神转佳，胃纳改善，口咽干减，头晕耳鸣轻，舌胖质暗，苔根略厚，脉沉细小滑。治坚消积，前方出入。上方去黄连、鸡内金，加葛根 12 克，当归 12 克。继服 14 剂以巩固之。

按：以上两则病案皆为西医诊断之疑难病，路老治法可窥一斑。案一以健脾和胃，固卫和营，清热化湿为主，又配以茶饮方醒脾化湿，清热护津。方中西洋参、白茅根、绿豆衣、赤小豆、紫草甘凉清热解毒，益气养阴；生炒苡米、佛手甘淡健脾，化湿和胃。其组方与主方相若，以茶频饮，目的在于时时发挥药效，驱邪起病。案二茶饮方立足于益气养阴，调理脾胃，方用平和之生脉饮益气养阴扶正。佛手、炒山药、炒三仙、绿萼梅、夜交藤以疏肝理脾，降浊逆之气，以固后天，且组方少，随主方更张，作为主方治疗的一种补充，对于慢性疑难病虚实夹杂者尤为适宜。

湿难速去 药亦以缓化之

路老治疗疑难重症，尤为重视湿邪。路老对湿邪有自己独到的认识。他认为湿本为水，乃为养育人间万物所用，人生其间，时刻不离，若伤人则为邪气。在人体固然与肺、脾、肾、三焦最为相关，但实与五脏六腑、四肢百骸皆有关系。每一脏腑功能失常皆可导致内湿蕴生。因此，湿邪伤人最广最多。南北地域，四时节气，湿邪无时无处不能伤人。正如《医原记略》中所说："湿之为病最多，人多不觉湿来，但知避寒、避风，而不知避湿，因其为害最缓、最隐，而难觉察也。"同时他还提出"湿多燥亦多"的观点，认为湿本为水液，正常状态下则为津液，有濡养人体的作用，津液敷布异常则为湿邪。此长则彼消，故内湿常伴阴津的不足。经言"肾苦燥，急食辛以润之"即指肾的阳气不能发挥蒸化的作用，导致津液不足而燥，但不是水少，是由于阳气不能蒸化宣发，津液储留不能正常敷布，变成湿邪，从而导致体内津液不足之燥。因此，路老临证治湿用药常配以益气养阴之品，重视运脾、醒脾、悦脾，而且是多法合用，三焦同治，宣上、调中、渗下并施，或温，或宣，或利，或运，或化。以中焦脾胃健运为重点，又顾护肺之肃降，肝之疏泄，肾之开合，三焦之气化。他常说湿为阴邪，其性重浊黏腻，伤人缓而去之亦缓，其势如油在面，难以速去。因此，临证常在主方之外，利用宣化、淡渗、运脾等性平药物代茶饮频服，以缓治缓，达到驱除湿邪的目的。

案三：张某，女，43岁，2007年3月20日初诊。周身皮疹半年，现以右足、颜面为主，色暗红，起小泡，痒疼，酒后加重，伴眠差多梦，夜间发热盗汗，大便调，尿黄。既往有高血压、高脂血、高黏血症病史，经治疗缓解，平素嗜酒。证属外有风热，内有湿热，病与相合，搏于肌肤，上冲头面而成。治以清热息风，凉血和营。处方：牛蒡子10克，蝉衣12克，炒白蒺藜12克，菊花10克，钩藤（后下）18克，赤芍12克，茜草12克，金钱草20克，炒杏仁10（后

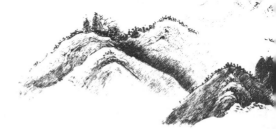

下）克，炒薏苡仁30克，天麻12克，全虫10克，胆南星8克，枳椇子12克，生谷麦芽各30克，郁金12克，徐长卿15克，坤草12克。14剂，水煎服。

茶饮方：荷叶（后下）18克，葛根15克，芦茅根各30克，绿豆衣15克，炒杏仁（后下）10克，炒神曲15克，地肤子15克，鸡血藤15克，乌梅8克，甘草10克。14剂，水煎代茶慢饮。

2007年4月6日二诊：周身皮疹已退，睡眠改善，盗汗未再出现。前方去胆南星、枳椇子，加焦山楂12克，首乌12克，继服巩固。

案四：王某，女，8岁，2007年4月13日初诊。嗜睡半年，烦躁，形体胖，精神萎靡，笑时表情不自然，下肢软乏力，易跌倒，喜吐舌，时有梦魇，口气臭，纳食多，大便调，畏寒易感，动则汗出，口干频饮，苔厚腻，脉沉。治则：益气健脾，化湿和胃，清胆宁心。处方：太子参12克，炒白术12克，竹半夏10克，茯苓20克，石菖蒲10克，郁金10克，厚朴花12克，胆南星8克，全虫8克，炒五谷虫10克，佛手10克，车前草15克，泽泻12克，甘草3克，鸡内金10克。14剂，水煎服。

茶饮方：苏荷梗各10克，生炒苡仁各20克，生谷麦芽各20克，炒五谷虫12克，玉米须30克，生槟榔10克，泽泻12克，生枣仁18克。14剂，水煎代茶慢饮。

2007年4月28日二诊：药后嗜睡症状改善，精神见振，湿为阴邪，须守方缓调，以竟全功。

按：路老治疗疑难杂症多从湿辨证，自成一家。在治时他常用茶饮方小量频服，从而达到湿去不伤正，正复不留邪的目的。案三茶饮方用药宣肺醒脾，祛湿存津，味薄而力缓，正是以缓去湿邪而不伤正。案四以主方益气健脾，清胆宁心，佐以茶饮方化湿运脾，和胃醒神。

久病胃伤 时时调护之

路老治病最重视脾胃。"大抵人身以胃为总司，其用繁杂，其位重要，凡内外诸病无不归之于胃。"（《证治心传》明·袁班）周慎斋也说："诸病不愈，必寻到脾胃之中，方无疑是，何以言之？脾胃一虚，四脏皆无生气，故疾病日久矣。万物从土而生，亦从土而归，补肾不如补脾，此之谓也，治病不愈，寻到脾胃而愈者颇多。"路老崇前人之旨，认为脾为阴土，喜燥恶湿，胃为阳土，喜润恶燥，两者在生理上矛盾，在功能上又相互联系，在辨证时就要巧妙地解决好这一矛盾。如外湿困脾当用芳化，脾虚湿阻就宜运脾祛湿，湿热中阻者宜祛湿清热、辛开苦降，胃阴不足者常需柔润养胃之品等等，燥润适度是调理脾胃的重要一环。所以，路老强调"欲令实脾……宜甘宜淡"，选药不宜过用苦寒、刚燥、滋腻之品，治实防致虚，治虚防壅气，养阴防碍湿，去湿勿伤阴，做到补而不燥，滋而不腻，利而不峻，颇具"中和之治"，始能收到好的效果。常以甘酸化阴法益胃避其滋腻，用甘淡养脾气以避其辛燥，用芳香花梗类药物疏肝醒脾化湿。路老据"人以胃气为本"的经旨，认为运脾和胃即是扶正，临证用药，胃已有病者当以调脾养胃为先，胃无病者更应及早顾护胃气。其临床很多代茶饮方就是以调胃护胃为出发点，防止"脾胃一败，百药难旋"的后果。

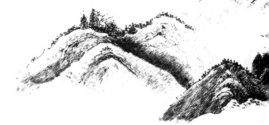

案五：王某，男，46 岁，2007 年 5 月 9 日初诊。胃胀 10 余年，纳不香，口干渴，头晕，入睡难，手心热，足凉，健忘，性能力下降，便日 2 次。平素饮酒多，血压不稳，鼻炎，舌体紫暗，苔根腻，脉细弦。治则：疏肝和胃，清心除烦。处方：南沙参 15 克，西洋参（先下）10 克，麦冬 12 克，青蒿 15 克，玉竹 12 克，苏荷梗各 12 克，枇杷叶 12 克，生白术 15 克，厚朴花 12 克，茵陈 12 克，生谷麦芽各 20 克，砂仁（后下）10 克，炒枳实 15 克，豨莶草 15 克，娑罗子 10 克，醋元胡 12 克，川楝子 10 克。7 剂，水煎服。

茶饮方：太子参 15 克，玉蝴蝶 8 克，生谷麦芽各 20 克，绿萼梅 12 克，玫瑰花 12 克，枸杞 12 克，苏叶 15 克，甘草 3 克，大枣 3 枚。7 剂，水煎代茶慢饮。

2007 年 5 月 15 日二诊：药后胃脘胀满大减，胃纳有增，睡眠好转，怕冷轻，而疲劳、腰酸、尿频方甚。前方加益肾之品。上方去沙参、麦冬、玉竹、苏荷梗，加金樱子 10 克，山茱萸 15 克，炒菟丝子 12 克，盐知柏各 6 克。7 剂，水煎服。继续调理之。

案六：周某，男，90 岁，2006 年 3 月 21 日初诊。患老年痴呆症、多发脑梗塞。刻下症：神志呆痴，寡语，嗜睡困乏，口气重，矢气多，尿黄，稍咳有痰，近期精神不佳，纳差，腹胀，乏力气短，时有喘促，双下肢略肿。小便频仍，大便干燥，3 ~ 4 日一行，口唇紫暗，舌体尚可，舌质暗滞，苔薄微腻。查心电图：心动过缓，54 次 / 分。立益气养血以强心，消痰和胃以消胀为法。处方：红参（先下）10 克，麦冬 12 克，黄精 12 克，石菖蒲 12 克，郁金 12 克，当归 12 克，川芎 9 克，炒柏子仁 18 克，茯苓 30 克，远志 10 克，厚朴花 12 克，焦三仙各 12 克，鸡内金 10 克，法半夏 10 克，桃仁 9 克，炒杏仁 9 克，枳实 15 克，桂枝 6 克，炙草 10 克。7 剂，水煎服。

茶饮方：西洋参（先下）8 克，麦冬 10 克，五味子 5 克，生谷麦芽各 30 克，玉蝴蝶 8 克，虫草 5 克，藿苏梗各 4 克，炙甘草 3 克。7 剂，水煎代茶慢饮。

2006 年 3 月 28 日二诊：药后患者大便得通，纳食增加，喘促明显减轻。患者年臻 9 旬，多脏腑功能失调，调理脾胃以助化源，气血充，纳化健，则诸症可缓。既见效机，前方稍事增减，迭经 8 诊，康泰如初。

按：案五本为胃病，用茶饮方频频服用，药力直达病所，其效尤彰。案六虽非胃病，但从症状可见高年脾胃纳化已衰，兼见脾虚胃滞、阴津不足症状，故以茶饮方益气养阴，调脾护胃，组方巧妙，刚柔相济，升降有序，而得事半功倍矣。